Wacker | Huber

Basenfasten zum Abnehmen

basenfasten
die wacker-methode®

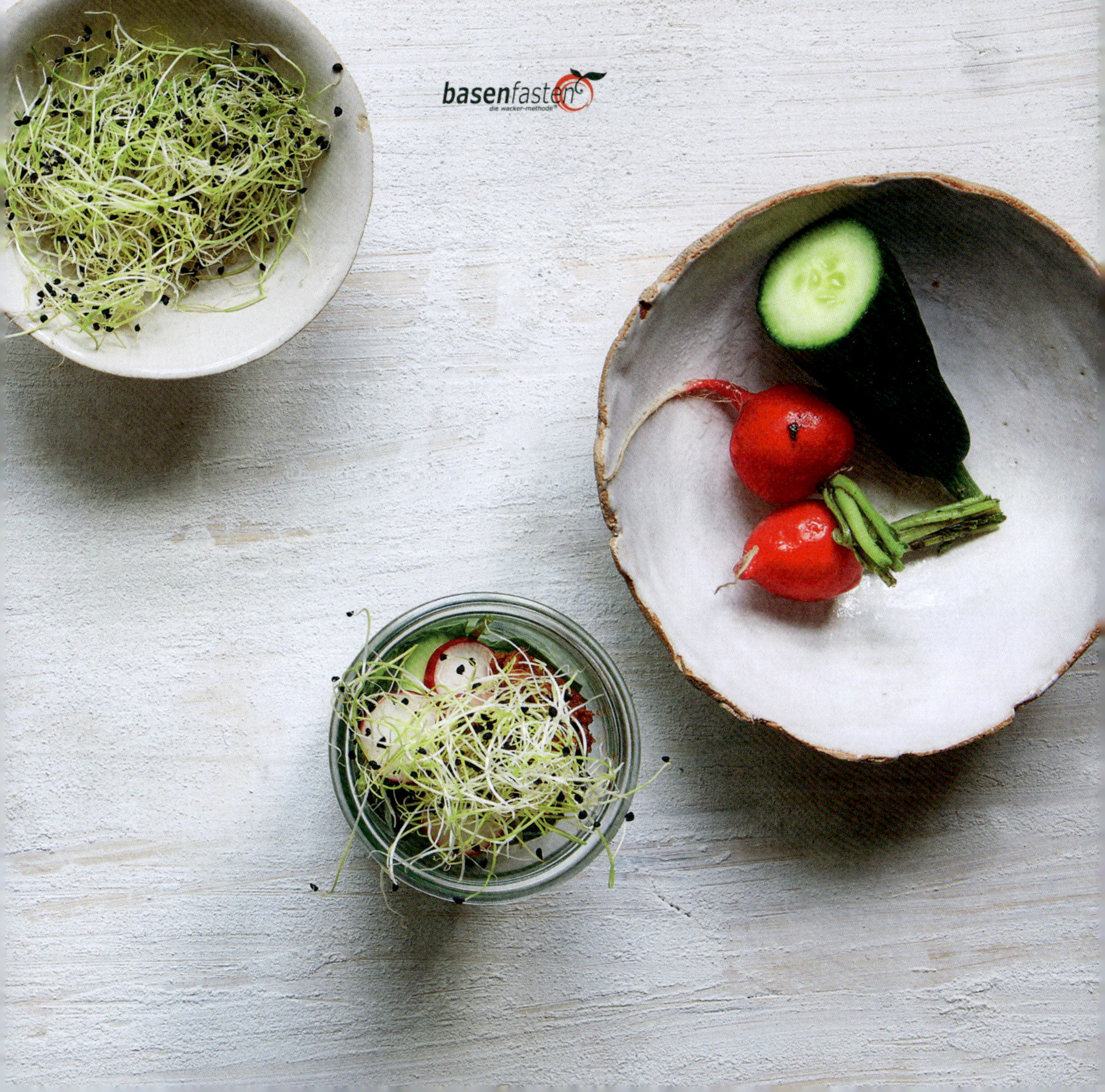

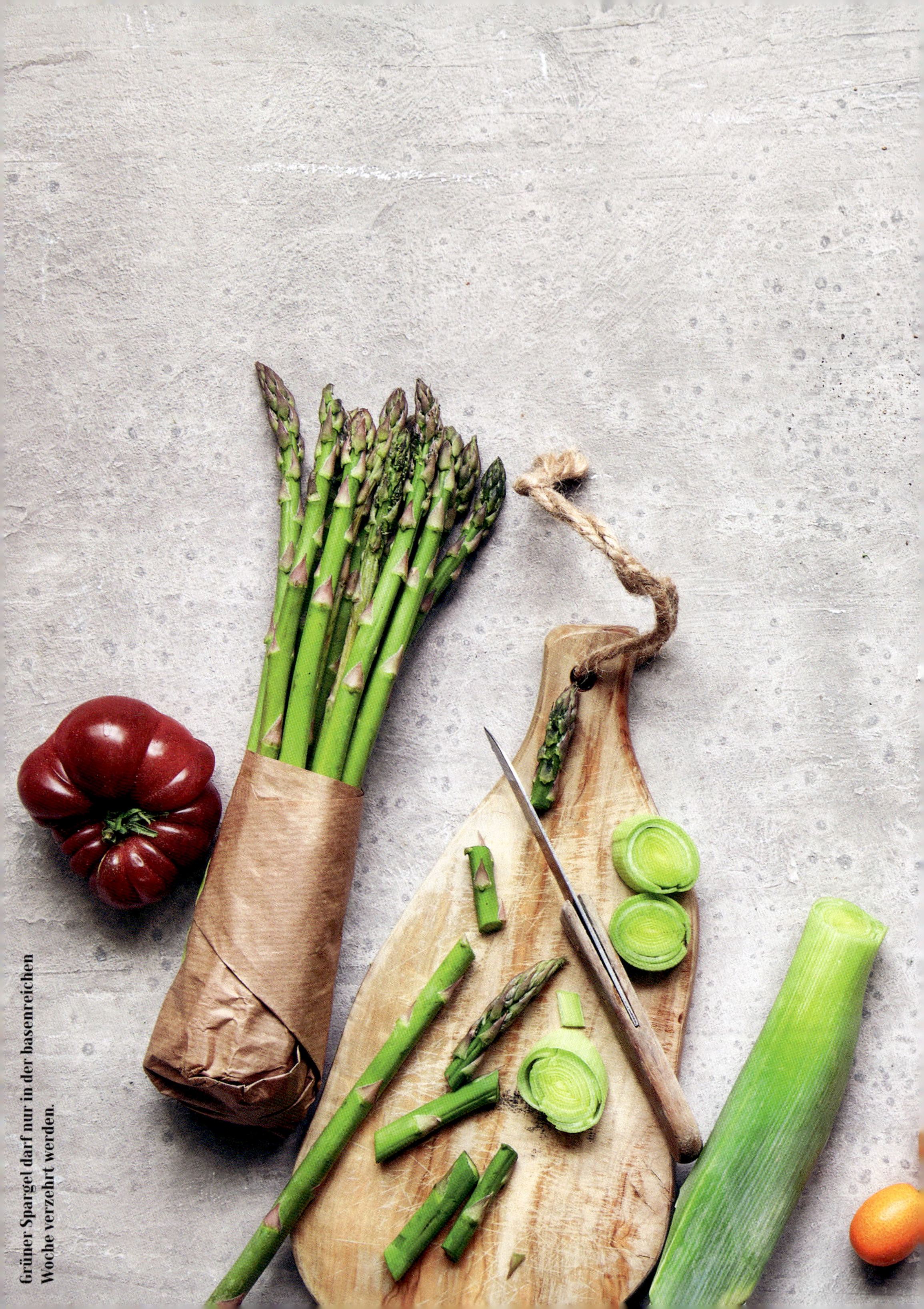

Grüner Spargel darf nur in der basenreichen Woche verzehrt werden.

Sabine Wacker
Martina Huber

Basenfasten zum Abnehmen

Das 4-Wochen-Programm mit Sättigungsgarantie

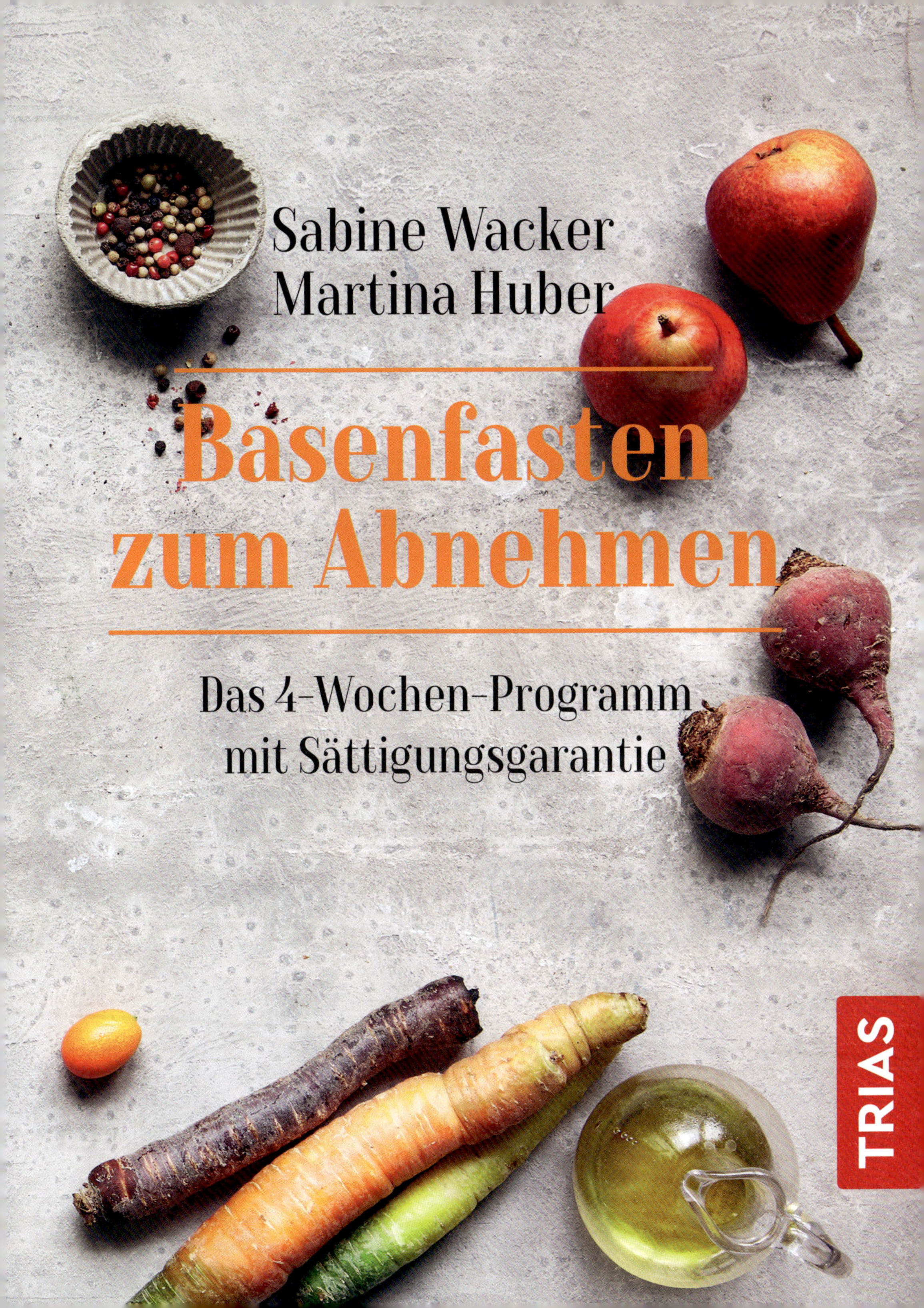

TRIAS

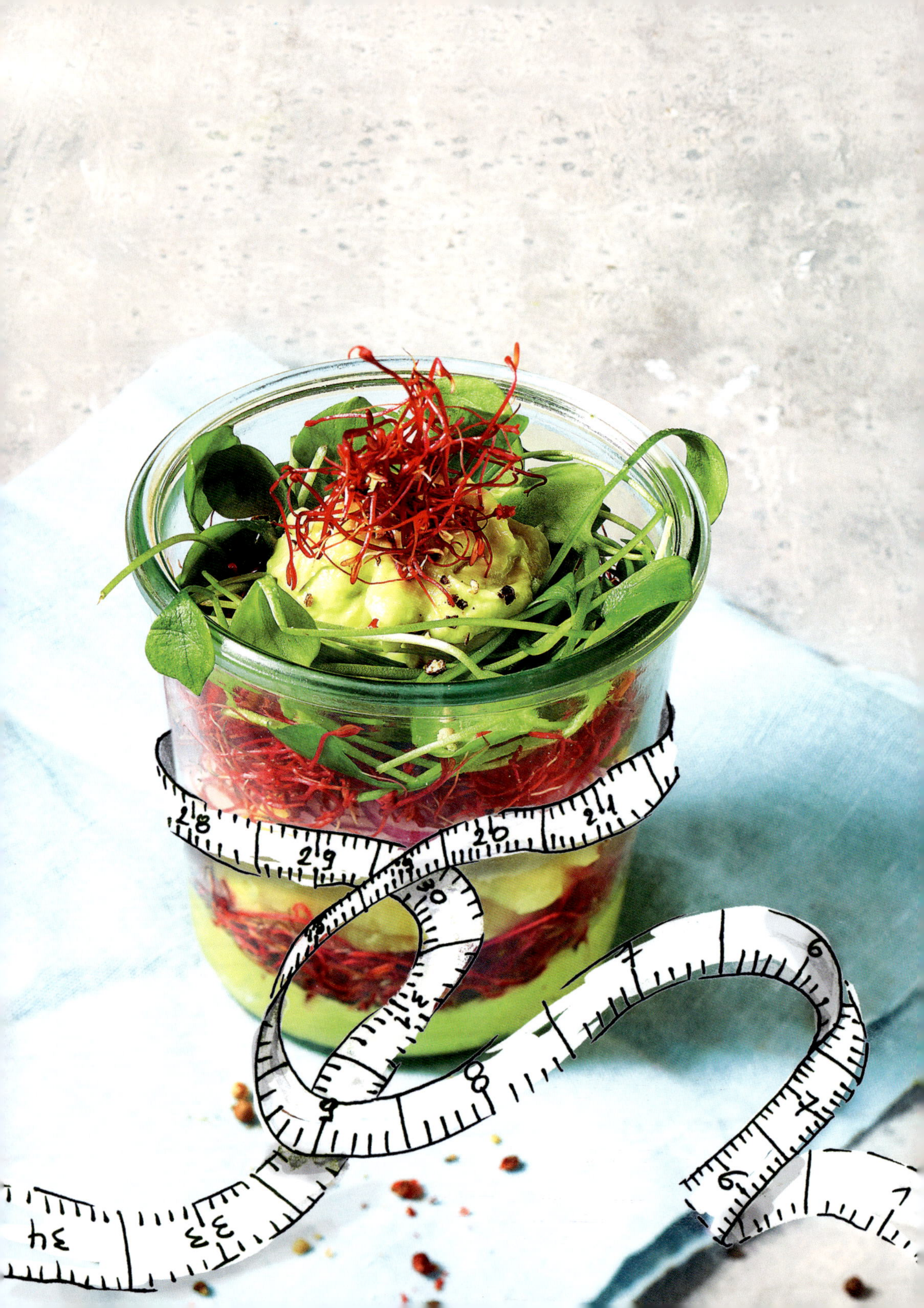

BAS ICS

Basenfasten zum Abnehmen

ABNEHMEN

Schlank mit Basenfasten

Liebe Leserin, lieber Leser,

Sie halten ein Buch mit der Kennzeichnung »Das Original von TRIAS« in den Händen – und fragen sich vielleicht, was das bedeutet?
Der TRIAS Verlag legt großen Wert darauf, gemeinsam mit seinen Autorinnen und Autoren »Original-Methoden« zu entwickeln, die einzigartig sind und die von uns erstmals publiziert werden. Seit der Erstveröffentlichung des Buches, das Sie in Händen halten, haben Verlag und Autorin kontinuierlich an diesen speziell für unseren Verlag entwickelten Inhalten und der Erweiterung dieser »Original-Methode« gearbeitet.
Mit unseren »Original-Methoden«-Büchern liegen Sie immer richtig – es sind allesamt Erfolgstitel im TRIAS Programm. Für das Vertrauen, das Sie uns schenken, bedanken wir uns bei dieser Gelegenheit sehr herzlich.

BASISCH

Rezepte zum Abnehmen

Liebe **Leserin**, lieber **Leser**,

vielleicht haben Sie schon das ein oder andere Basenfasten-Buch im Schrank, vielleicht haben Sie auch schon Ihre erste Erfahrung mit Basenfasten gemacht oder auch nur davon gehört. Möglicherweise lesen Sie immer mal wieder, dass es besser wäre, sich basischer zu ernähren. Aber macht das auch schlank?

Als ich, Sabine Wacker, 1997 die Methode Basenfasten entwickelt habe, ging es mir nicht um die Gewichtsabnahme. Für mich standen einzig die gesundheitlichen Aspekte einer Basenfastenkur im Mittelpunkt. Mein Wunsch war, Menschen, allen voran meinen Patienten, einen Weg aufzuzeigen, sich langfristig mit viel Genuss gesund zu ernähren. Die Gewichtsabnahme von 1 bis 4 Kilo in einer Woche Basenfasten war stets ein für die meisten Anwender angenehmer Nebeneffekt.

Und da Übergewicht in unseren Kulturkreisen ein großes Problem ist, haben meine Kollegin Martina Huber und ich beschlossen, diesem Thema ein eigenes Basenfasten-Buch zu widmen. Über 20 Jahre Erfahrung mit Basenfasten haben mir und den Kolleginnen und Kollegen, die damit arbeiten, gezeigt, dass man mit dieser Methode auch langfristig Gewicht verlieren und halten kann. Warum das so ist und wie es funktioniert, lesen Sie in diesem Buch.

Wir wünschen Ihnen viel Erfolg
Sabine Wacker und Martina Huber

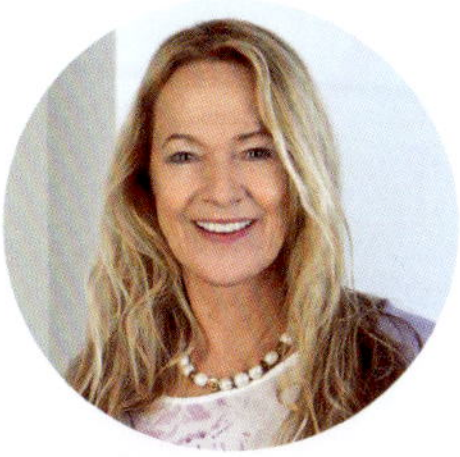

Sabine Wacker ist die Frau hinter der Erfolgsmethode Basenfasten – die wacker-methode®. Als Heilpraktikerin mit Medizinstudium und erstem Staatsexamen hat sie vor über 20 Jahren das Basenfasten entwickelt, mit dem Ziel, Menschen eine basische, pflanzliche Ernährung näherzubringen. Mittlerweile hat sie unzählige Basenfasten-Berater ausgebildet, 30 Bücher verfasst und eine eigene Praxis in Mannheim geführt. Seit 2014 hat sie zusammen mit ihrem Sohn Matteo das Basenfasten-Hotelkonzept entwickelt und so Basenfasten in zahlreichen zertifizierten Hotels etabliert. Die beiden betreiben auch einen 100% basischen Onlineshop und entwickeln ständig neue Produkte für den basischen Alltag, natürlich in Bioqualität. Besonders freut sie sich, dass ihre Methode mittlerweile zum wissenschaftlichen Kreis der etablierten Fastenmethoden gehört.

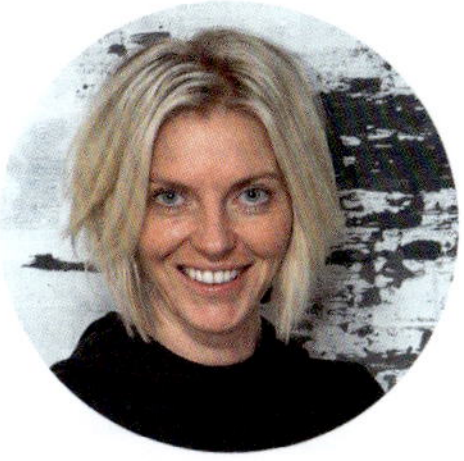

Martina Huber Martina Huber ist Basenfasten-Beraterin, Heilpraktikerin, ganzheitliche Ernährungsberaterin und klassische Homöopathin. Durch einige beeindruckende Heilerfahrungen in ihrer Kindheit war das Interesse an Naturheilverfahren und gesunder Ernährung sehr groß, sodass sie an ihre ersten Ausbildungen als Hotelfachfrau und Kosmetikerin das Erlernen der Homöopathie und therapeutischen Ernährungsberatung anschloss. Sabine Wacker und das Konzept des Basenfastens lernte sie 2009 kennen und war sofort von der Erfolgsmethode begeistert. Seit dieser Zeit leitet sie Basenfasten-Kurse und gibt Einzelberatungen sowie Vorträge zum Thema Basenfasten. Heute arbeitet Martina Huber als Basenfasten-Ausbilder für die Basenfasten-Hotels eng mit der Familie Wacker zusammen. Sie führt eine eigene Praxis für Ernährung und Homöopathie, »Agens vitalis«, in Mainburg in der Nähe von Regensburg.

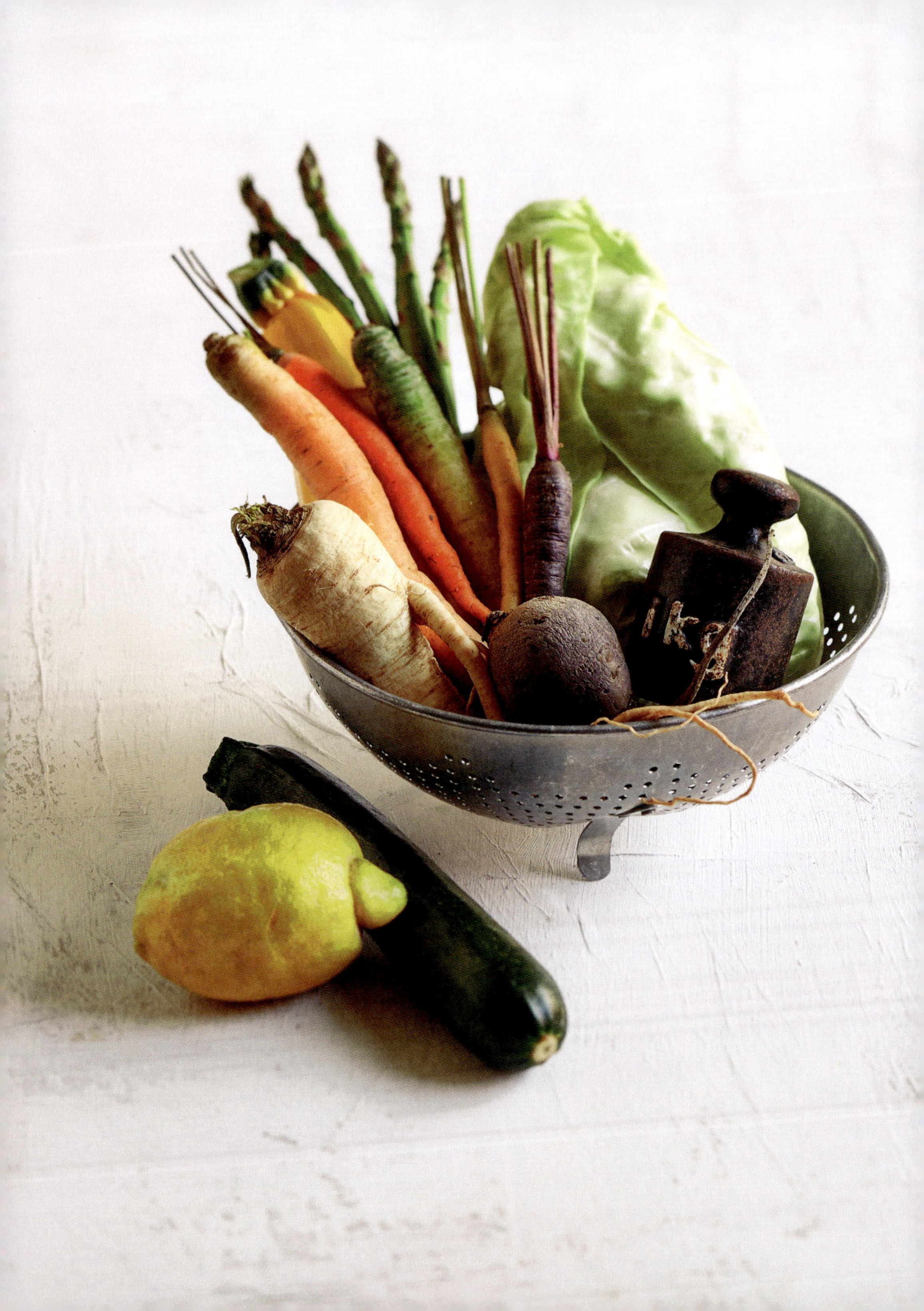

BASICS

Basenfasten zum Abnehmen

Macht **basische Ernährung** schlank?

Basenfasten – das Fasten mit Obst und Gemüse – habe ich schon immer als Einstieg in eine gesündere und trotzdem genussreiche Lebensweise gesehen. Die Betonung liegt dabei auf »Einstieg«, denn niemand sollte sich ein ganzes Leben lang zu 100 % basisch ernähren. Beim Basenfasten ernähre ich mich 1 oder 2 Wochen lang nur von Obst und Gemüse, Kräutern, Kartoffeln, Nüssen, Pilzen und Keimlingen. Das sind Lebensmittel, die der Körper basisch verstoffwechseln kann und die rein pflanzlich sind. Nach dem Basenfasten ist das Ziel, einen 4- bis 5-mal höheren Anteil basisch verstoffwechselbarer Lebensmittel zu sich zu nehmen und den Anteil der säurebildenden Lebensmittel gering zu halten. Doch macht das allein schlank?

Basenfasten wurde nicht entwickelt, um abzunehmen. Dennoch hat es offenbar diesen Effekt, wie ich in all den Jahren immer wieder erfahren durfte. Und nicht nur die 1 bis 4 Kilo in einer Woche sind möglich. Im Lauf der Jahre haben mich auch zahlreiche Rückmeldungen von Lesern erreicht, die mir begeistert davon berichteten, dass sie über einen Zeitraum von 3 Monaten sogar 20 Kilo und mehr abgenommen hätten. Dann wiederum gibt es Menschen, bei denen sich gerade mal 1 Kilo oder sogar weniger bewegt.

Natürlich habe ich mich dann gefragt, warum es für manche Menschen so einfach ist, die Pfunde purzeln zu lassen, während andere mit ihrem Gewicht regelrecht kämpfen müssen. Im Laufe der Jahre haben wir unsere Datenbank mit den ausgefüllten Feedbackbögen meiner Kursteilnehmer und der Kursteilnehmer unserer zertifizierten Basenfastenberater und -coaches gefüllt und sehen daraus, wie die durchschnittliche Gewichtsabnahmen sind. Selbstverständlich stehen solche Ergebnisse in engem Zusammenhang mit Alter und Geschlecht.

Und es ist keineswegs überraschend, dass Männer, insbesondere junge Männer, in der Regel am leichtesten abnehmen, und Frauen, besonders ab Mitte vierzig sich damit am schwersten tun. Die Frauenzeitschriften leben von dieser Tatsache und wir wollen hier keineswegs eine allgemeingültige Methode vorstellen, die doch wieder nur zum Gewichtsfrust führt. Laut unserer Datenbank sind drei Viertel der Bastenfasten-Begeisterten weiblich und meist ab vierzig und ein Viertel männlich in der gleichen Altersgruppe. Interessanterweise hat sich das Durchschnittsalter deutlich gesenkt, seit veganes Essen zum Hype wurde. Doch nicht nur Alter und Geschlecht, auch die Stoffwechselsituation, die durch Erbanlagen und Lebensweise bestimmt ist, spielt eine große Rolle. Daher habe ich schon vor Jahren meine Basenfasten-Typen (Seite 52) entwickelt, die in diesem Buch nicht fehlen dürfen und die helfen, mehr Erfolg bei Basenfasten zu haben.

Ein ganz entscheidender Faktor beim Basenfasten und der anschließenden basischeren Ernährung ist allerdings, wann, wie viel und was ich esse. Im Laufe der Jahre wurde meine Methode vielfach kopiert und teilweise auch verändert, was nicht immer zum Erfolg der Methode beiträgt. Wir haben daher beschlossen, dem Thema Abnehmen mit Basenfasten ein eigenes Buch mit unseren Erfahrungen und unserem Hintergrundwissen zu widmen, damit Sie sich wieder vital und schlank fühlen können.

Warum Basenfasten ideal zum Abnehmen ist

Das Basenfasten zielt in erster Linie darauf ab, die allgemeine Gesundheit und das Wohlbefinden zu steigern. Doch wir können uns den gerade beschriebenen positiven Nebeneffekt der Gewichtsabnahme, den das Fasten mit Obst und Gemüse, hat, natürlich auch zum Hauptmotiv machen. Mit dem 4-Wochen-Programm befreien Sie Ihren Körper nicht nur von überschüssigen Säuren, sondern auch von überflüssigen Pfunden.

Das Programm wird später im Detail beschrieben (Seite 64), sodass Sie ihm ganz leicht folgen können. Hier aber schon mal ein grober Überblick. Es besteht aus drei Etappen:

1. Etappe: erste Woche basenreich
2. Etappe: zweite und dritte Woche Basenfasten
3. Etappe: vierte Woche basenreich

Basenreiche Ernährung heißt, wesentlich mehr Basenbildner, also vor allem saisonales, reifes Gemüse und Obst, in den Speiseplan einzubauen als bisher. Säurebildner wie Käse sind aber dennoch in Maßen möglich. Ziel der ersten Woche ist einen sanften Übergang in das eigentliche Basenfasten zu schaffen.

In der zweiten Etappe steht zwei Wochen reines Basenfasten auf dem Programm. In dieser Zeit essen Sie zu 100% basisch.

Und in der dritten Etappe, also in der vierten Woche, stellen Sie Ihre Ernährung langsam wieder auf eine basenreiche Kost um, die aber nicht mehr nur Basenbildner enthält, sondern auch wieder – natürlich am besten gute – Säurebildner erlaubt.

In allen drei Etappen werden Sie langsam, auf gesunde Art und Weise abnehmen. Wie Ihnen nachhaltige Erfolge bei der Gewichtsabnahme und optimale Entsäuerung gelingen, erfahren Sie im Folgenden. Die 7 Basics und die 10 goldenen Wacker-Regeln beschreiben, wie Sie sich mit dem Basenfasten, schlank,

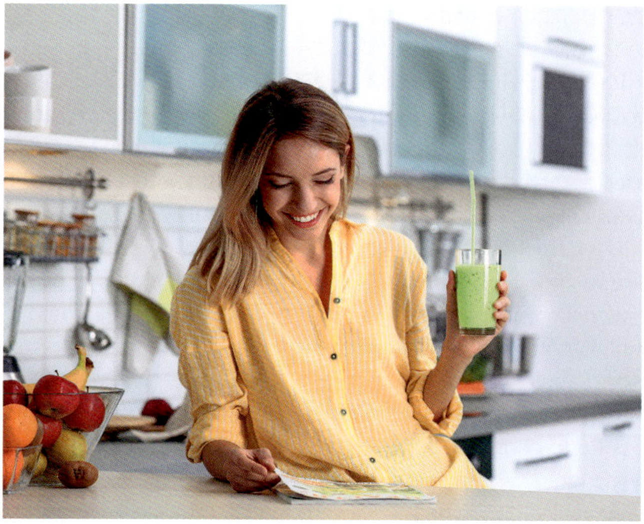

satt und gesund schlemmen können. Abnehmen mit Sättigungsgarantie bedeutet, alle Gesundheitseffekte des Basenfastens mitzunehmen, die Pfunde purzeln zu lassen, aber dennoch satt und vital zu sein.

Die 7 Basics

Eines der beiden Herzstücke des Basenfastens sind die 7 Basics:

1. Motivation
2. 100 % basische Ernährung nach Wacker
3. Genuss
4. Trinken
5. Darmunterstützung und Reinigung
6. Bewegung
7. Entspannung

Wenn Sie die Basics aus meinen anderen Büchern schon kennen, könnten Sie die Beschreibungen überspringen. Aber vielleicht möchten Sie dennoch Ihr Wissen noch einmal auffrischen? Basenfasten-Neulingen lege ich die folgenden Ausführungen sehr ans Herz, denn die 7 Basics und die 10 goldenen Wacker-Regeln bilden die Grundlage Ihres Basenfasten-Erfolges.

Motivation

Gratulation! Das wohl wichtigste Basic haben Sie im ersten Schritt schon eingehalten. Da Sie dieses Buch gerade in den Händen halten, sind Sie ganz offensichtlich motiviert, Gewicht zu verlieren und sich einen gesünderen Ernährungsstil anzueignen. Nun ist es wichtig, diese Motivation aufrechtzuerhalten. Dafür bedarf es eines Zieles. Ziele sind der Schlüssel zum Erfolg. Ein Ziel ist ein Traum mit einem Stichtag.

Warum scheitern aber viele dabei, ihren Traum Wirklichkeit werden zu lassen? Häufig hat das 2 Gründe: Erstens, das Ziel wurde nicht spezifisch und präzise genug formuliert. Wenn Sie abnehmen wollen, lauten die Fragen zu Ihrem Ziel daher:

— Woher wissen Sie, wann genau Sie genug abgenommen haben, um sich gut zu fühlen? Ist es nach 100 g, nach 1 kg oder nach 10 kg Gewichtsverlust?
— Und bis wann genau wollen Sie Ihre ideale Bikinifigur erreicht haben: in 3 Wochen, 3 Monaten, 3 Jahren?

Schreiben Sie sich Ihr – realistisches! – Ziel mit Stift und Papier klar auf und formulieren Sie es so, als hätten Sie es schon erreicht. Beispiel:

— »Ich habe in 3 Monaten 10 kg an Gewicht abgenommen und mich dabei immer wohl und fit gefühlt!« Denken Sie sich ab heute schon schlank, somit programmieren Sie jede Zelle und jedes Handeln auf Abnehmen.

Der zweite Knackpunkt, durch den es zum Motivationsknick kommen kann, ist das Warum. Also aus welchem Grund, das gewünschte Ziel erreicht werden soll. Fragen Sie sich also: Was genau bringt Ihnen eine Gewichtsabnahme und was würde passieren, wenn Sie nicht abnähmen? Das Warum ist ein größerer Motivator als das Ziel allein, weil dadurch ein Gefühl mit dem Ziel verbunden wird. Schreiben Sie sich Ihr Warum direkt unter Ihr gesetztes Ziel. Beispiel:

— »Ich will abnehmen, damit ich wieder in meine Lieblingsjeans passe!« oder
— »Ich will abnehmen, damit ich keine Knieprobleme mehr habe!«

Halten Sie sich Ihr Ziel täglich vor Augen, indem Sie z. B. den Zettel mit dem Ziel und dem Warum an den Kühlschrank kleben oder täglich ein kleines Erfolgstagebuch führen. Weitere Ideen, wie Sie Ihr Ziel am besten formulieren können, finden Sie im Kapitel »Wie viel genau wollen Sie abnehmen?« (Seite 39).

» Ich lege mein Abnehmziel genau fest und auch warum ich dieses Ziel erreichen möchte. Ich notiere beides und lese es mindestens einmal täglich laut durch.«

100 % basische Ernährung nach Wacker

Beim Basenfasten werden ausschließlich Obst, Gemüse, Pilze, Sprossen und ausgewählte Nüsse und Saaten verzehrt. Das sind all die Lebensmittel, die vom Körper basisch verstoffwechselt werden. Das 4-Wochen-Programm liefert dem Organismus viele Basen, um das Säure-Basen-Gleichgewicht wieder in Einklang zu bringen.

Unzählige Lebensmittel, die »normalerweise« im Alltag auf den Teller kommen, werden im Organismus sauer verstoffwechselt. Die Hauptsäuretreiber sind vor allem Fertigprodukte, verarbeitete Lebensmittel mit Zusätzen, Weißmehlprodukte und Tierisches wie Fleisch, Milch und Eier. Nicht zu vergessen sind auch Softdrinks, Alkohol und Kaffee. Diese Produkte in rauen Mengen verzehrt stellen buchstäblich eine Flut an Säuren für unseren Körper dar. Um dies zu kompensieren, neutralisiert unser Organismus die Säuren mit basisch wirkenden Stoffen wie z. B. dem Kalium oder dem Kalzium.

Bei einer langfristigen Übersäuerung kommt es dann förmlich zu einem Raubbau an alkalisch (basisch) wirkenden Mineralstoffen in den Zellen, was deren Stoffwechsel- und allgemeine Funktionsleistung verlangsamt und stört. Viele unserer Körperflüssigkeiten sind im leicht alkalischen Bereich. Unser Blut z. B. liegt idealerweise im pH-Bereich von 7,37–7,43, ist also leicht basisch. Die meisten Enzyme, die für Stoffwechselvorgänge benötigt werden, arbeiten im alkalischen Bereich optimal.

Die Magensäure wiederum ist im Idealfall im sauren pH-Bereich von ca. 1–3. Das ist notwendig, um die Verdauungsleistung und das Abtöten von Krankheitserregern zu gewährleisten. Damit aber der saure Magensaft nicht unseren Magen selbst angreift, ist eine Art basische Schutzschicht zwischen Magenwand und Mageninhalt notwendig. Fehlen dem Körper ausreichend Basen, um diese Schutzschicht zu produzieren, kann es zu Magenschmerzen, Sodbrennen und Verdauungsstörungen kommen. An diesem Beispiel ist zu erkennen, dass ein gutes Zusammenspiel zwischen Säuren und Basen für einen gesunden Körper und einen gut laufenden Stoffwechsel wichtig ist.

Verschiebt sich also der pH-Wert innerhalb und außerhalb unserer Körperzellen in einen nicht physiologisch optimalen pH-Wert, dann kommt es zu einer verlangsamten Stoffwechsellage und Fett bleibt eingelagert. Ein übersäuerter Körper kann also ein Grund für Übergewicht und Heißhungerattacken sein. Diäten, die vor allem auf Säuretreiber wie tierische Produkte setzen, sind deshalb langfristig eher kontraproduktiv. Da bei einer Gewichtsabnahme, egal wie, grundsätzlich Säuren im Körper durch den Gewebeabbau anfallen, ist es umso wichtiger, basische Lebensmittel zum Erhalt der Stoffwechselfunktion zu verzehren.

» Ich esse bei jeder Mahlzeit mindestens 1 Portion Obst oder Gemüse. Am besten bestehen meine Mahlzeiten bevorzugt morgens aus Obst, mittags und abends aus Gemüse.«

Das steht beim Basenfasten auf dem Speiseplan

Obst: Alle Obstsorten in reifer und frischer Form wie z. B. Äpfel, Birnen, Bananen, Beeren, Zitrusfrüchte, Avocados, Feigen, Datteln, Melonen, Pfirsiche, Pflaumen, Kirschen, Weintrauben sind erlaubt. Auch ungeschwefeltes Trockenobst sowie frisch gepresste Obstsäfte (nur als Mahlzeit, nicht als Getränk) sind geeignet.

Gemüse: Fast alle Gemüsesorten in reifer und frischer Form sind geeignet, wie sämtliche Kürbisgewächse (z. B. Zucchini, Hokkaido-Kürbis, Butternut-Kürbis), alle Blattgemüse wie Salate, Spinat, Mangold etc. Auch Tomaten, Paprika, Gurken, Bohnen mit Schote, Auberginen sowie alle Wurzelgemüse (Rüben, Rettich, Kartoffeln, Wurzeln, Sellerie usw.) dürfen gern auf den Teller. Ebenfalls auf dem Speiseplan sollten alle Kohlsorten wie Grünkohl, Brokkoli, Weißkohl, Blumenkohl und Chinakohl stehen. Nur Rosenkohl ist nicht zu empfehlen. Sie können auch gern getrocknetes, ungeschwefeltes Gemüse in Form von Gemüse-Chips (ungesalzen) verwenden. Alle Zwiebelgewächse (außer Knoblauch und Bärlauch) sind empfehlenswert. Bitte verzichten Sie möglichst auch auf Spargel, Rhabarber und Artischocken.

Pilze: Bei Pilzen gibt es keine Einschränkungen, sämtliche Arten in frischer und getrockneter Form wie Champignons, Pfifferlinge, Kräuterseitlinge etc. sind für die basische Ernährung empfehlenswert.

Nüsse und Saaten: Viele Nüsse wie Walnüsse (nicht älter als 3 Monate!), Mandeln (auch Mandelmus und Mandelmilch), Kokosnüsse und frische Kokosmilch, Macadamianüsse, Paranüsse, Pistazien und Zedernüsse sind gut geeignet. Und auch alle Ölsaaten und Kerne wie Chiasamen, Leinsamen, Sesam, Kürbiskerne, Sonnenblumenkerne, Mohnsamen können gern verwendet werden.

Weitere Lebensmittel: An Kräutern ist alles in frischer oder getrockneter Form möglich. Sie können auch alle Gewürze verwenden, nur mit Salz sollten Sie sehr sparsam sein und lieber eine Alternative wie Sesamsalz verwenden. Alle Sprossen und Keimlinge in frischer und getrockneter Form, auch Getreidekeimlinge, sind hervorragend für die basische Küche geeignet. An Ölen verwenden Sie bitte native, kalt gepresste Pflanzenöle wie Olivenöl, Leinöl, Distelöl, Hanföl, Sesamöl etc.

Sollten Sie sich bei einem Lebensmittel nicht sicher sein, ob es beim Basenfasten erlaubt ist oder nicht, so besuchen Sie gern die Website www.basenfasten.de. Dort finden Sie einen Einkaufshelfer, der Ihnen genau zeigen kann, ob Sie das angefragte Lebensmittel verzehren dürfen oder nicht. Achten Sie bei der Auswahl der Lebensmittel unbedingt auf die Saison (siehe Saisonkalender).

Basenfasten ist das Fasten mit Obst und Gemüse. Es macht satt und schlank und ist dabei noch ein echter Gesundheitsunterstützer. Und es ist:

- frei von sämtlichen tierischen Eiweißen und somit auch laktosefrei und vegan
- frei von Getreide und somit glutenfrei
- arm an Histaminen
- arm an klassischen Allergenen
- frei von Zusatzstoffen wie Konservierungsstoffe usw.

Genuss

Im 4-Wochen-Programm werden vor allem frische, saisonale und im besten Fall regionale Lebensmittel verwendet. Dies bereitet nicht nur einen Gaumenschmaus, sondern ist zusätzlich sehr preiswert und bringt viele neue, kreative Ideen in Ihre Küche. Die Saisonalität ist beim Basenfasten ein zentraler Genussfaktor (siehe Saisonkalender). Durch die zunehmende Internationalität, die sich auch in unseren Einkaufsregalen stark breitmacht, haben wir so gut wie ganzjährig immer alles zur Verfügung. Das wird am heimischen Herd genauso wie in Restaurants immer mehr genutzt und wir vergessen zunehmend, welche Obst- und Gemüsesorten für uns eigentlich gerade Saison haben.

Doch wenn Sie einmal saisonale regionale Lebensmittel mit Ganzjahres-Importware vergleichen, werden Sie einen großen Unterschied feststellen. Dann werden Sie merken, dass eine Tomate im Sommer aus hiesigem Anbau viel wohlschmeckender und wohltuender ist als eine Treibhaustomate aus Holland in den Wintermonaten. Das liegt zum einen daran, dass die weitgereiste »Wintertomate« noch unreif gepflückt wurde, damit sie den Transport übersteht, und zum ande-

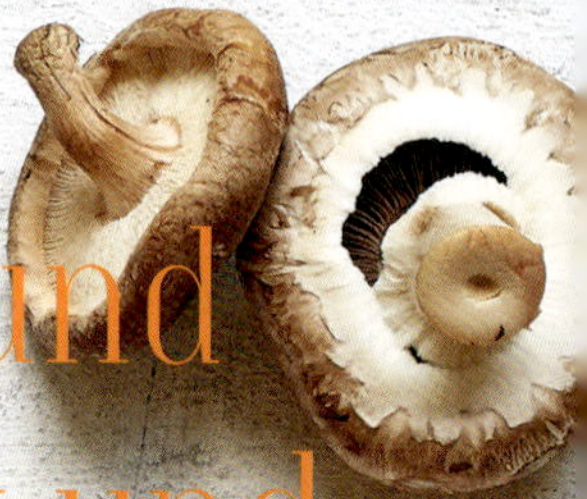

Saisonales und biologisches Obst und Gemüse ist ...

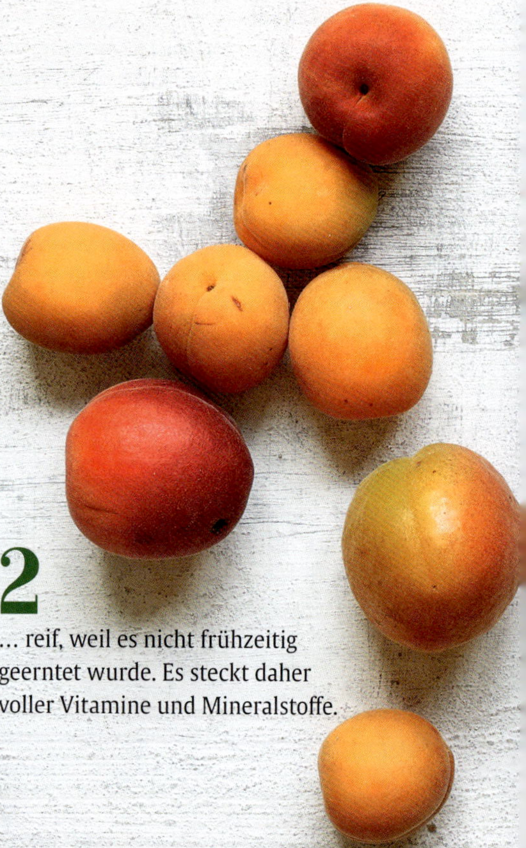

1

... frisch, weil es keine weite Anreise hat.

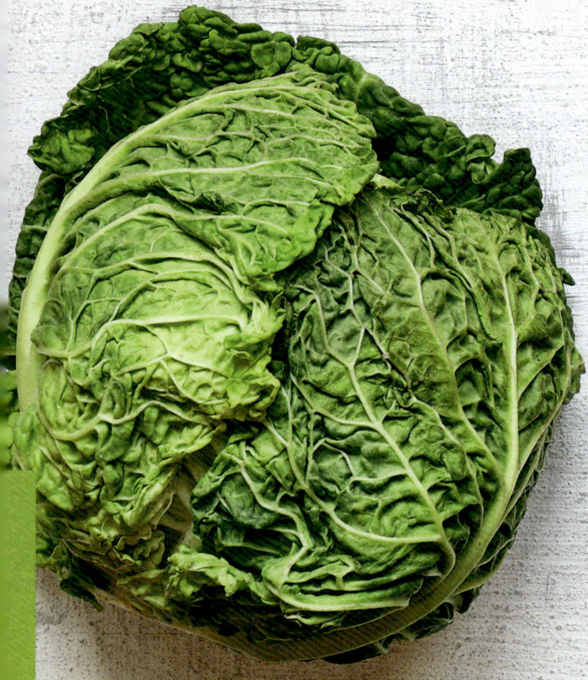

2

... reif, weil es nicht frühzeitig geerntet wurde. Es steckt daher voller Vitamine und Mineralstoffe.

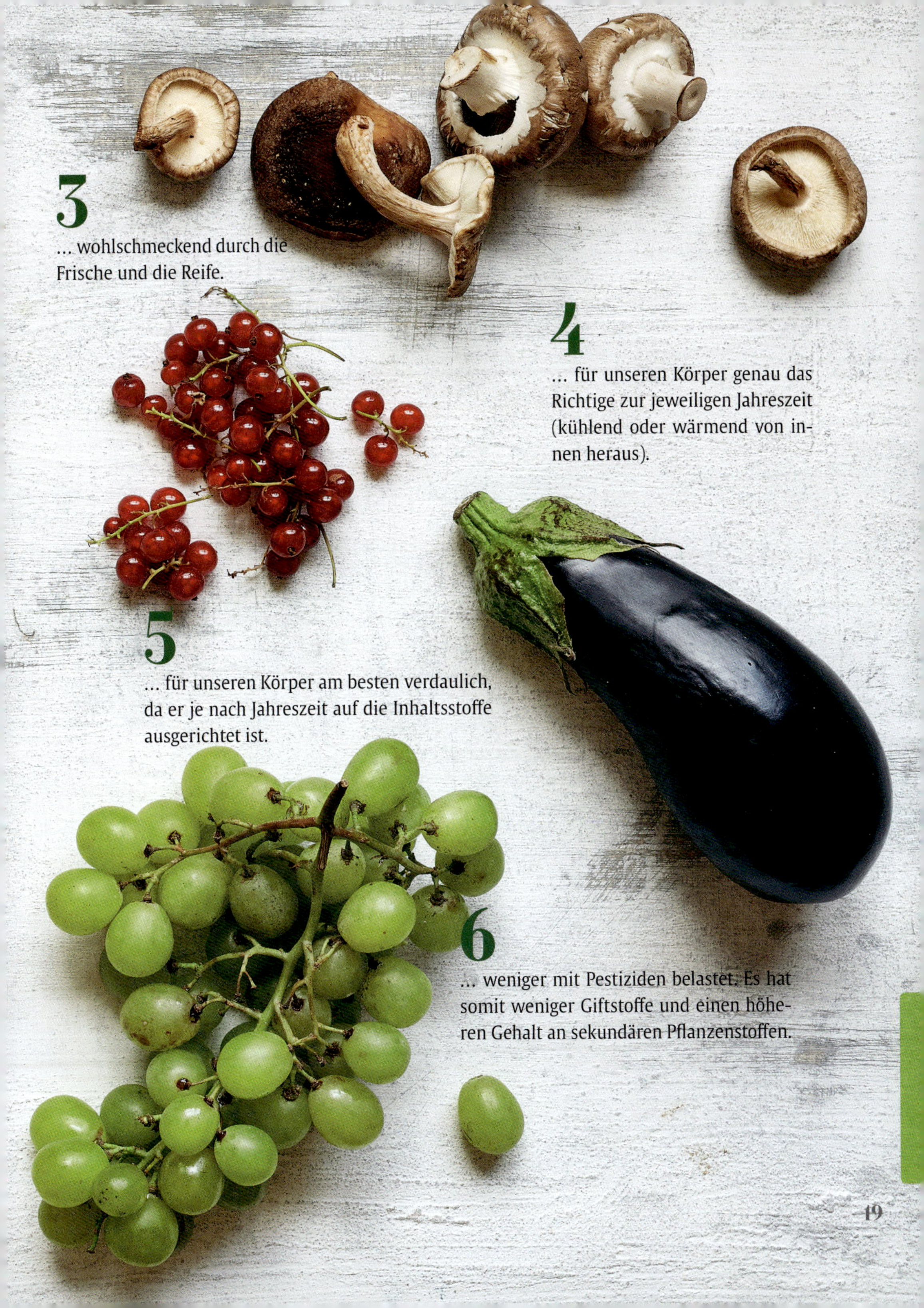

3

... wohlschmeckend durch die Frische und die Reife.

4

... für unseren Körper genau das Richtige zur jeweiligen Jahreszeit (kühlend oder wärmend von innen heraus).

5

... für unseren Körper am besten verdaulich, da er je nach Jahreszeit auf die Inhaltsstoffe ausgerichtet ist.

6

... weniger mit Pestiziden belastet. Es hat somit weniger Giftstoffe und einen höheren Gehalt an sekundären Pflanzenstoffen.

ren schmeckt sie unserem Körper in der kalten Jahreszeit nicht wirklich, da sie ein innerlich »kühlendes« Lebensmittel ist.

Unser Körper verlangt im Winter eher ein Lebensmittel, das von innen heraus »wärmend« wirkt. Das wäre für uns dann z. B. Grünkohl, der bei uns im Winter Saison hat. Wenn der Grünkohl das erste Mal Frost auf dem Feld abbekommen hat, wandelt er die enthaltenen Kohlenhydratstrukturen in verdaulichere Strukturen um, was ihn milder schmecken lässt und womit der Darm besser arbeiten kann. Saisonalität bedeutet auch frisch und reif. Nur wenn das, was auf dem Teller landet, auch wirklich Zeit hatte, alle Geschmacksstoffe auszubilden und frisch zubereitet wurde, dann wird es zum wahren Feuerwerk der Gaumenfreuden. Um diese Freude noch zu unterstreichen, richten Sie sich Ihre Mahlzeiten ansprechend auf dem Teller an und nehmen Sie sich Zeit dafür. Denn das Auge isst bekanntlich mit und wenn das Mahl Freude bereitet, bleibt die Motivation für den erwünschten Abnehmerfolg bestehen.

» Ich nutze bevorzugt frisches, regionales und saisonales Obst und Gemüse, um den höchsten Genuss- und Gesundheitswert der Speisen zu bekommen. Zusätzlich zelebriere ich das Anrichten meines basischen Essens und nehme mir Zeit dafür.«

Trinken

Beim Basenfasten sollten mindestens 2–2,5 Liter energiefreie Flüssigkeit in Form von stillem Wasser und stark verdünntem Kräutertee getrunken werden. Herrlich erfrischend im Sommer ist ein Pfefferminzeistee (Seite 21). Nicht zu empfehlen sind schwarzer, grüner und weißer Tee sowie Früchtetees aller Art. Natürlich sind auch Kaffee und alkoholische Getränke No-Gos. Die Flüssigkeitsaufnahme sollte über den Tag verteilt werden, sodass der Körper jederzeit genügend Wasser zur Verfügung hat, um Stoffwechselvorgänge am Laufen zu halten. Außerdem schleusen die Nieren über den Urin alkalische oder saure Abfallprodukten nach draußen. Wasser entsäuert, kurbelt den Stoffwechsel an und senkt häufig ein aufkommendes Appetitgefühl. Es ist also ein wahres Abnehm-Wundermittel.

» Ich trinke täglich 2–2,5 Liter Wasser bzw. Wasser und verdünnte Kräutertees, was meinen Stoffwechsel ankurbelt.«

Darmunterstützung und -reinigung

Der Darm ist eine zentrale Leitstelle für vieles, was im Körper passiert. Er nimmt Einfluss auf das Immunsystem, er kommuniziert mit unserem Gehirn und kann somit Gefühle beeinflussen, er ist verantwortlich für die Nährstoffaufnahme und er steuert die Ausscheidung von verwerteten Nahrungsresten. Damit keine festsitzenden Stuhlreste den Darm während des Basenfastens beeinträchtigen und vermehrt Hungergefühle und Blähungen auslösen, empfehlen wir im 4-Wochen-Programm einige Darmreinigungen in Form von Einläufen. Diese sind leicht durchzuführen, entlasten den gesamten Körper und gewährleis-

Pfefferminz-Eistee

Unter 450 kcal pro Person | Für 2 Personen | 15 Min. + Abkühlzeit

10 Stängel frische Pfefferminze
500 ml Wasser
Eiswürfel

• • •

8 Stängel Pfefferminze in eine Teekanne geben. Wasser zum Kochen bringen und die Pfefferminzblätter übergießen. — Die Stängel nach ca. 10 Minuten herausnehmen und den Tee kalt werden lassen. Eiswürfel in 2 Gläser füllen, je einen Stängel frische Pfefferminze dazugeben und den Tee einfüllen.

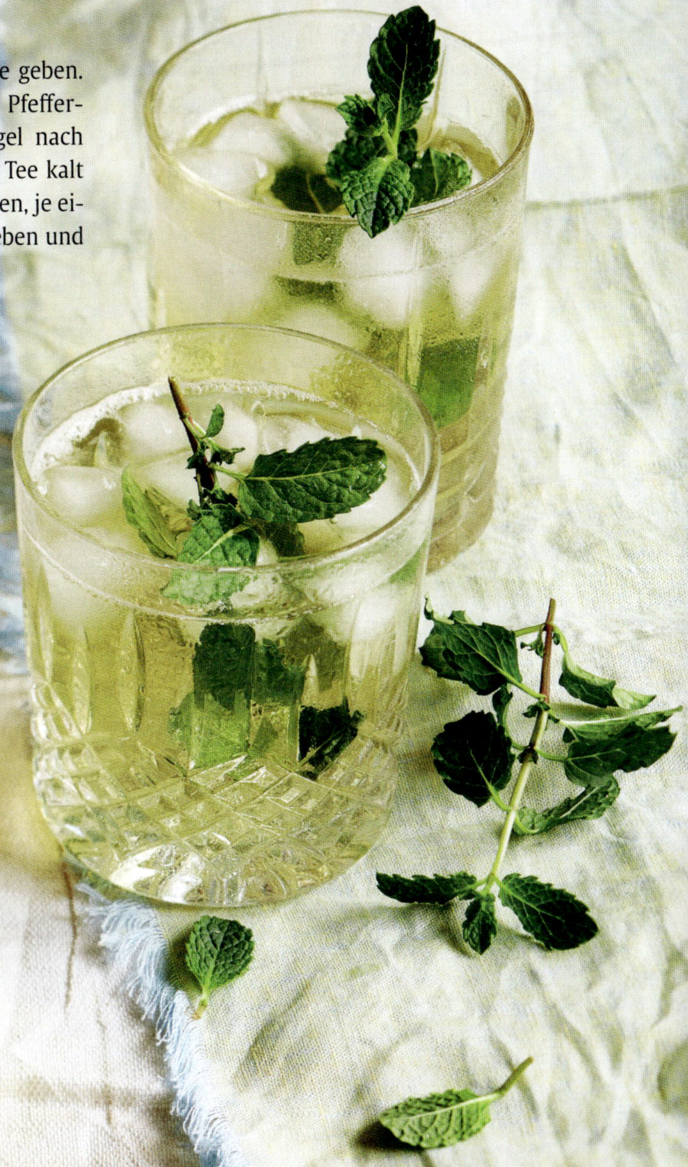

ten, dass der Darm während des Fastens nicht an alten Rückständen arbeitet.

Ballaststoffe helfen beim Abnehmen

Der Darm wird aber noch durch weitere Aspekte beim Basenfasten auf Trab gebracht. Damit der Stoffwechsel einwandfrei funktionieren kann, bedarf es eines gesunden und aktiven Darms und einer gesunden Darmflora. Um beides zu fördern, braucht es Ballaststoffe. Und diese bringt das Basenfasten zuhauf auf den Teller. Zur näheren Beschreibung von Ballaststoffen ist es wichtig zu erwähnen, dass diese sich in 2 Gruppen unterteilen lassen, nämlich in wasserlösliche und wasserunlösliche Ballaststoffe.

Die wasserunlöslichen erhöhen durch ihre Anwesenheit im Darm die Stuhlmenge, was zu einer erhöhten Darmbewegung führt, wodurch die Passagezeit des Stuhls verkürzt und somit einer Verstopfung vorgebeugt wird. Das Anhaften von Stuhlresten an der Darmwand wird hierdurch verhindert. Ist der Verbleib von Kot im Darm von zu hoher Dauer, fängt dieser zu gären an, was Entzündungen und eine schlechtere Nährstoffaufnahme zur Folge haben kann. Ein Vertreter der Ballaststoffe, die die Darmaktivität fördern ist z. B. die Zellulose, die in Obst und Gemüse zu finden ist.

Die wasserlöslichen Ballaststoffe wie etwa Inulin (z. B. in Pastinaken, Bananen und Lauch) und Pektin (z. B. in Äpfeln, Rüben und Zitrusfruchtschalen) ziehen Wasser in Magen und Darm

Die Darmreinigung – einfach und sanft entlasten

Der Darm soll während des Basenfastens alle 2–3 Tage durch einen Einlauf gereinigt werden. Dazu benötigen Sie einen Irrigator, den Sie z. B. in einer Apotheke oder online unter www.basenfasten.de/shop erhalten. Die Darmreinigung dauert ca. 30 Minuten und ist zu jeder Tageszeit durchführbar. Legen Sie ein großes Handtuch auf Ihren Badezimmerboden. Befüllen Sie den Irrigator mit 1–2 Liter gut handwarmem Wasser und fetten Sie am besten das Einführrohr mit etwas parfümfreier Fettcreme ein. Legen Sie sich nun in Linksseitenlage auf das Handtuch und führen Sie das Einführrohr ein paar Zentimeter in den After ein und öffnen Sie langsam den Zulaufhahn. Lassen Sie so viel Wasser in den Darm einströmen, bis Sie das Gefühl haben, einen sehr starken Stuhldrang zu bekommen. Entfernen Sie dann das Rohr und gehen Sie auf die Toilette. Am besten ist es, wenn Sie mindestens 1 Liter auf einmal im Darm haben, besser wären noch 2–3 Liter und ein paar Minuten halten. Diesen Vorgang können Sie gegebenenfalls 2–3 Mal wiederholen, bis Sie das Gefühl haben, dass sich der Darm leer, entlastet und entspannt anfühlt.

an und quellen auf. Folglich kommt es zu einer schnelleren und längeren Sättigung, da das Volumen des Speisebreis größer wird. Gleichzeitig nehmen sie auf dem Weg nach draußen Cholesterin in Form von Gallensäure mit, was den Blutcholesterinspiegel langfristig senkt. Zusätzlich dienen diese Ballaststoffe den guten Bakterien im Dickdarm als Futter. Diese guten Bakterien erhalten die Darmschleimhaut gesund.

Mit Basenfasten füttern Sie die guten Bakterien im Darm

Fasten mit Obst und Gemüse unterstützt also den Darm in seiner natürlichen Funktion und kurbelt den Stoffwechsel an. Eine weitere neue Erkenntnis bezüglich des Darms und seiner Rolle bei der Entstehung von Übergewicht, erklärt, warum Basenfasten und anschließend basenreiche Ernährung schlank machen. Erste Studien zeigten, dass sich die Darmfloren von Normalgewichtigen und Übergewichtigen in ihrer Zusammensetzung deutlich unterscheiden. Schlanke Personen besitzen eine meist artenreichere Darmflora und häufig mehr Bakterien vom Stamm der sogenannten »Bacteroidetes«, die dafür bekannt sind, die im Darm ankommende Nahrung nicht gründlich zu verwerten, was zu ungenutzten Kalorien führt. Bei übergewichtigen Personen findet sich vor allem ein Überhang an Bakterien vom Stamm der »Firmicutes«. Sie sind die perfekten Nahrungsverwerter und schöpfen die Energie von Lebensmitteln größtenteils aus, was ein Ansetzen von Hüftgold zur Folge hat.

Dies bedeutet also, wenn Sie abnehmen und schlank bleiben möchten, muss langfristig die Darmflora umprogrammiert werden. Um die Artenvielfalt im Darm wieder aufbauen zu können, braucht es vor allem eine pflanzenreiche Ernährung mit vielen Ballaststoffen. Einseitige Ernährung vorwiegend durch Fertigprodukte, Fast-Food und Zucker fördern wiederum die Vermehrung der »Dickmacher-Bakterien«. Durch das Basenfasten startet die Umprogrammierung im Darm, da zu dieser Zeit die »schlanke Darmflora« die Möglichkeit bekommt, sich im Darm zu vermehren. Um dauerhaft Ihren Abnehmerfolg halten zu können ist es von großer Wichtigkeit, die guten Bakterien auch weiterhin mit natürlichen und pflanzlichen Lebensmitteln zu füttern, das heißt, sich basenreich zu ernähren.

» Ich füttere täglich meine guten Darmbakterien mit basischen und ballstoffreichen Lebensmitteln. Damit fördere ich meine Darmtätigkeit, meine Darmgesundheit und kurble meinen Stoffwechsel an.«

Bewegung

Sportliche Bewegung ist während und auch nach dem 4-Wochen-Programm wichtig für den Abnehmerfolg. Während des Basenfastens empfehlen wir, sich täglich mindestens 45 Minuten zu bewegen in Form von sportlicher Aktivität. Es bringt den Stoffwechsel in Schwung und unterstützt den Körper bei seiner Entsäuerung. Je nach Intensität kommt es auch zum Muskelaufbau, was eine weitere Fettverbrennung ankurbelt. Welcher Sportart Sie nachgehen bleibt Ihnen überlassen. Vorteilhaft wäre es, mehr als nur einer Aktivität nachzugehen, damit Ihnen zum einen nicht langweilig wird und zum anderen der Körper auf verschiedene Art und Weise bewegt wird. Geeignet dafür sind Walken, Joggen, Schwimmen, Sportkurse oder auch moderates Krafttraining.

Am Anfang des Basenfastens kann es sein, dass Sie sich erst einmal müde und ausgelaugt fühlen und der Körper nach Schlaf und Erholung verlangt. Geben Sie dem anfangs gerne nach und gönnen Sie Ihrem Organismus erst mal die Zeit, sich zu erholen. Doch verwechseln Sie Erholungsbedarf nicht mit dem Schrei des inneren Schweinehundes. Wenn dieser versucht, einen auf das Sofa zu ziehen, ist es hilfreich, sich bei der Zielformulierung und dem Warum auch gleich eine Art Bewegungs-Wochenplanung mit zu notieren. Planen Sie gezielt Bewegungseinheiten in den Tag mit ein, machen Sie z.B. Termine mit einem Trainingspartner fest aus und holen Sie sich stets innerlich das Bild vor Augen, wie Sie eine Trainingseinheit geschafft haben und sich dabei fit und erfolgreich fühlen. Kaum etwas macht glücklicher als ein Körper, der sich bewegt fühlt.

» Ich baue täglich mindestens eine Bewegungseinheit in meinen Alltag mit ein. Zusätzlich erhöhe ich mein Sportpensum auf ein gesundes Level.«

Entspannung

Neben der zielgerichteten Bewegung ist die Entspannung ein weiterer Erfolgsfaktor beim Abnehmen. Es ist seit langem bekannt, dass chronischer Stress dick macht. Das kommt vor allem durch einen verschobenen Hormonhaushalt.

Auch Schlafmangel führt zu einem hormonellen Ungleichgewicht. Doch auch das sogenannte »Stress-Essen« und Energietiefs, die mit vor al-

Der Leberwickel – ganz entspannt entgiften

Ein Leberwickel entspannt, kurbelt die Fettverbrennung und die Entgiftung an und ist leicht durchzuführen. Während der Menstruation sollte er allerdings nicht durchgeführt werden, da er die Blutung verstärken kann. Auch bei entzündlichen Darmerkrankungen sollte vorab der Arzt befragt werden, ob ein Leberwickel gemacht werden darf. Der beste Zeitpunkt beim Basenfasten für einen Leberwickel ist abends vor dem Schlafengehen. Feuchten Sie ein Handtuch mit warmem Wasser an, platzieren Sie es unterhalb des rechten Rippenbogens und legen Sie ein trockenes Handtuch darüber. Darauf kommt nun eine Wärmflasche oder ein warmes Körnerkissen. Decken Sie sich mit einer Decke zu und ruhen Sie ca. 30 Minuten in dieser Position.

lem süßen und fettreichen Snacks überwunden werden, können ein Grund für Übergewicht sein.

Ungenügender Schlaf und ein unregelmäßiger Schlaf-Wach-Rhythmus begünstigen oft zusätzlich eine Schieflage des Hormonhaushalts, was zu einer weiteren Fetteinlagerung führt. Hierbei werden der Leptin-, Ghrelin- und Kortisolzyklus gestört. Die Folgen von Stress und Schlafmangel sind schwer kontrollierbarer Hunger und damit schwer kontrollierbares Essverhalten.

Während des 4-Wochen-Programms ist es also wichtig, sich ausreichend zu entspannen und einen gesunden Tagesrhythmus mit ausreichend Schlaf von 7–9 Stunden zu haben. Denn nach 4 Wochen möchten Sie dieses neue Gefühl an Entspannung und Wachheit nicht mehr missen und werden vieles davon in Zukunft beibehalten.

Planen Sie also genügend Zeit zum Schlafen ein, gehen Sie am besten täglich zur gleichen Zeit ins Bett und stehen Sie täglich zur gleichen Zeit auf. Weitere gezielte Entspannung erreichen Sie z. B. durch Basenbäder, sanftes Yoga, Meditation, Massagen, Spaziergängen oder Anwendungen wie Leberwickel.

Außerdem entledigt sich der Körper über die Atmung des Blutgases Kohlendioxids, das im Blut sauer wirkt. Entspannung führt zu einer tieferen und ausgiebigeren Atmung, was die Entsäuerung über die Lunge fördert. Somit heißt es während des 4-Wochen-Programms und am besten auch danach: immer schön tief durchatmen und entspannen.

»Ich achte täglich darauf, ausreichend Schlaf und Erholung zu bekommen. So fördere ich meinen Stoffwechsel und wirke Heißhunger-Attacken durch Energietiefs entgegen.«

Die 10 goldenen Wacker-Regeln

Das zweite Herzstück einer erfolgreichen Basenfasten-Kur sind die 10 goldenen Wacker-Regeln:

1. Seien Sie vorsichtig mit Rohkost.
2. Obst und rohes Gemüse nur bis 14 Uhr essen.
3. Ab 18 Uhr ist Essenspause.
4. So naturbelassen wie möglich essen.
5. So wenig wie möglich, aber so viel wie nötig.
6. Verzichten Sie auf wilde Mischungen.
7. Würzen Sie dezent.
8. Essen Sie nur, was Sie mögen.
9. Reifes Obst und Gemüse im Verhältnis 20:80.
10. Kauen Sie gründlich.

Seien Sie vorsichtig mit Rohkost

Bei Rohkost handelt es sich um unverarbeitete und vor allem nicht erhitzte Lebensmittel. Diese bringen die meisten Vitalstoffe auf den Teller. Allerdings kann es bei empfindlichen Personen oder bei Därmen, die Rohkost nicht gewöhnt sind, zu unangenehmen Erscheinungen wie Blähungen und Verdauungsstörungen kommen. Unter Rohkost im Sinne der Wacker-Regeln versteht man:

- Obst, das nicht erhitzt wurde
- Blattsalate und Rohkost-Salate
- ungekochtes Gemüse
- Trockenobst

Nüsse, Samen, Oliven und Avocados zählen im Sinne der Wacker-Regeln nicht zur Rohkost, obwohl sie nicht erhitzt sind.

Sollten Sie beim Basenfasten bemerken, dass Sie beim Verzehr der genannten Rohkost übermäßig unter Verdauungsbeschwerden leiden, schränken Sie die Rohkost auf ein für Sie verträgliches Maß ein.

» Ich achte darauf, wie viel Rohkost mein Körper und mein Darm vertragen. Rohkost am Abend versuche ich zu vermeiden, um den Darm nicht unnötig zu belasten.«

Obst und rohes Gemüse nur bis 14 Uhr essen

Rohes Gemüse und Obst wird erfahrungsgemäß in der ersten Tageshälfte deutlich besser vertragen. Somit ist es ratsam, ab 14 Uhr keine Rohkost mehr zu sich zu nehmen, damit Sie Ihren Darm und die Leber nicht unnötig belasten. Außerdem hat Obst relativ viel natürlichen Zucker. Um einen neuen Kurs in Sachen Ernährung einzuschlagen. macht es Sinn, sich von dem Geschmack »süß« ab nachmittags zu entwöhnen. Dadurch werden eingeschliffene, nicht ganz so figurfreundliche Rituale im Alltag unterbrochen, was einem die Möglichkeit bietet, diese weiterhin auch bleiben zu lassen. Der Schokoriegel zwischendurch für die Nerven oder der Abendsnack vor dem Fernseher und viele weitere kleine »Figurkiller« werden so in den 4 Wochen entlarvt.

» Ich verzichte auf Rohkost und Obst ab 14 Uhr, um meine Leber und meinen Darm zu entlasten.«

Ab 18 Uhr ist Essenspause

Geregelte Essenszeiten sind ein weiteres Erfolgsrezept des Basenfastens. Der Mensch ist ein rhythmusliebendes Wesen. Viele Studien haben gezeigt, dass ein geregelter Tagesablauf mit festen Zeiten für Essen, Arbeit, Freizeit und Schlaf für die Gesundheit und das Körpergewicht sehr positiv sind. Dies senkt das allgemeine Stressempfinden, wirkt stabilisierend auf das Hormonsystem und die Organe und fördert zusätzlich die Denkleistung. Im 4-Wochen-Programm sind 3 Hauptmahlzeiten ohne weitere Snacks vorgesehen. Es sollten nicht mehr, aber auch nicht weniger gegessen werden. Zwischen den Mahlzeiten sollten tagsüber mindestens 4 Stunden liegen. Für eine optimale Darmentlastung und Fettverbrennung in der Nacht bietet es sich an, spätestens um 18 Uhr das Abendessen einzunehmen und mindestens 14 Stunden lang nichts zu essen. Das darauf folgende Frühstück wäre dann ab 8 Uhr morgens möglich. Besser wäre noch, die nächtliche Essenspause auf 15 oder 16 Stunden zu verlängern. Dann hat der Körper zusätzlich mehr Zeit, Fettreserven zu verbrennen, bevor wieder Nachschub kommt. Diese Pausen gewährleisten, dass der Blutzuckerspiegel nicht dauerhaft erhöht ist. Ist das nämlich der Fall, werden die Körperzellen zunehmend unempfindlicher für das Hormon Insulin, das den Zucker aus dem Blut in die Zellen schleust. Langfristig hat das eine Insulinresistenz und eine erhöhte Insulinausschüttung im Körper zur Folge, wodurch es zu erhöhten Fetteinlagerungen und im schlimmsten Fall zum Diabetes Typ 2 kommen kann. Für einen langfristigen Abnehmerfolg spielen also Essenspausen und eine lange Ruhepause für den Darm in der Nacht eine große Rolle. Behalten

Sie diese Gewohnheiten am besten auch nach dem 4-Wochen-Programm bei.

» Ich gönne meinem Körper, insbesondere dem Verdauungsapparat, eine lange Nachtpause und nehme daher mein Abendessen so früh und mein Frühstück am nächsten Tag so spät wie möglich ein.«

So naturbelassen wie möglich essen

Um die größte Nährstoffausbeute aus dem Gegessenen zu erhalten, ist es wichtig, so natürlich wie möglich zu essen. Zusatzstoffe wie Geschmacksverstärker, Farbstoffe, Konservierungsstoffe und vieles mehr belasten unseren Körper und übersäuern ihn. Zugesetzter Zucker führt außerdem zu schnell wiederkehrendem Hungergefühl und fördert oft Übergewicht. Darum gilt beim Basenfasten stets die Devise, naturbelassene und nur wenig verarbeitete Lebensmittel zu verwenden.

Das heißt, kochen Sie Ihr Gemüse nicht zu lange in Wasser. Dünsten und braten Sie es nur kurz und nutzen Sie vor allem schonende Zubereitungsmöglichkeiten wie das Dämpfen. So bleiben Geschmack, Konsistenz und Farbe erhalten und es wird zum Gaumenschmaus für Sie. Zusätzlich ist es sinnvoll, darauf zu achten, dass Sie Ihr Obst und Gemüse nach folgenden Aspekten aussuchen: Es sollte am besten frisch, regional, saisonal und aus biologischem Anbau sein. Regionale und saisonale Produkte, die zur richtigen Jahreszeit und im optimalen Reifegrad geerntet werden, weisen den höchsten Gehalt an Vitaminen, Mineralstoffen und sekundären Pflanzenstoffen auf. Eine ideale Entsäuerung bei gleichzeitig hoher Nährstoffversorgung kommt somit vor allem mit saisonal ausgewähltem Obst und Gemüse zustande.

Im Klartext heißt das etwas überspitzt: Tomaten und Zucchini im Sommer, Krautsorten im Winter. Und wenn Sie jetzt noch auf biologisch angebaute Produkte zurückgreifen, dann ist das gesunde »Abnehmpaket« in Ihrem Einkaufskorb komplett. Sie ersparen sich damit einen Haufen Pestizide und bekommen noch mehr sekundäre Pflanzenstoffe, die im Körper zellschützend wirken. Denn Pflanzen, die ohne Pestizide aufwachsen durften, mussten eben diese sekundären Pflanzenstoffe zum eigenen Schutz um ein Vielfaches mehr entwickeln als ihre Pendants aus der konventionellen Landwirtschaft.

» Auf meinen Teller kommen nur noch frische und naturbelassene Lebensmittel, um meinem Körper was Gutes zu tun und ihn zu entlasten.«

So wenig wie möglich, aber so viel wie nötig

Das Wieviel – also vor allem, wie viele Kalorien gegessen werden, stellt in vielen Abnehmprogrammen einen wesentlichen Faktor dar. Beim Basenfasten ist das ein wenig anders. Wir achten zwar auch darauf, dass wir keine Gewichtsbomben in den Rezepten haben, allerdings ist akribisches Zählen von Kalorien auf lange Sicht nicht zielführend. Zum einen ist es unpraktisch und

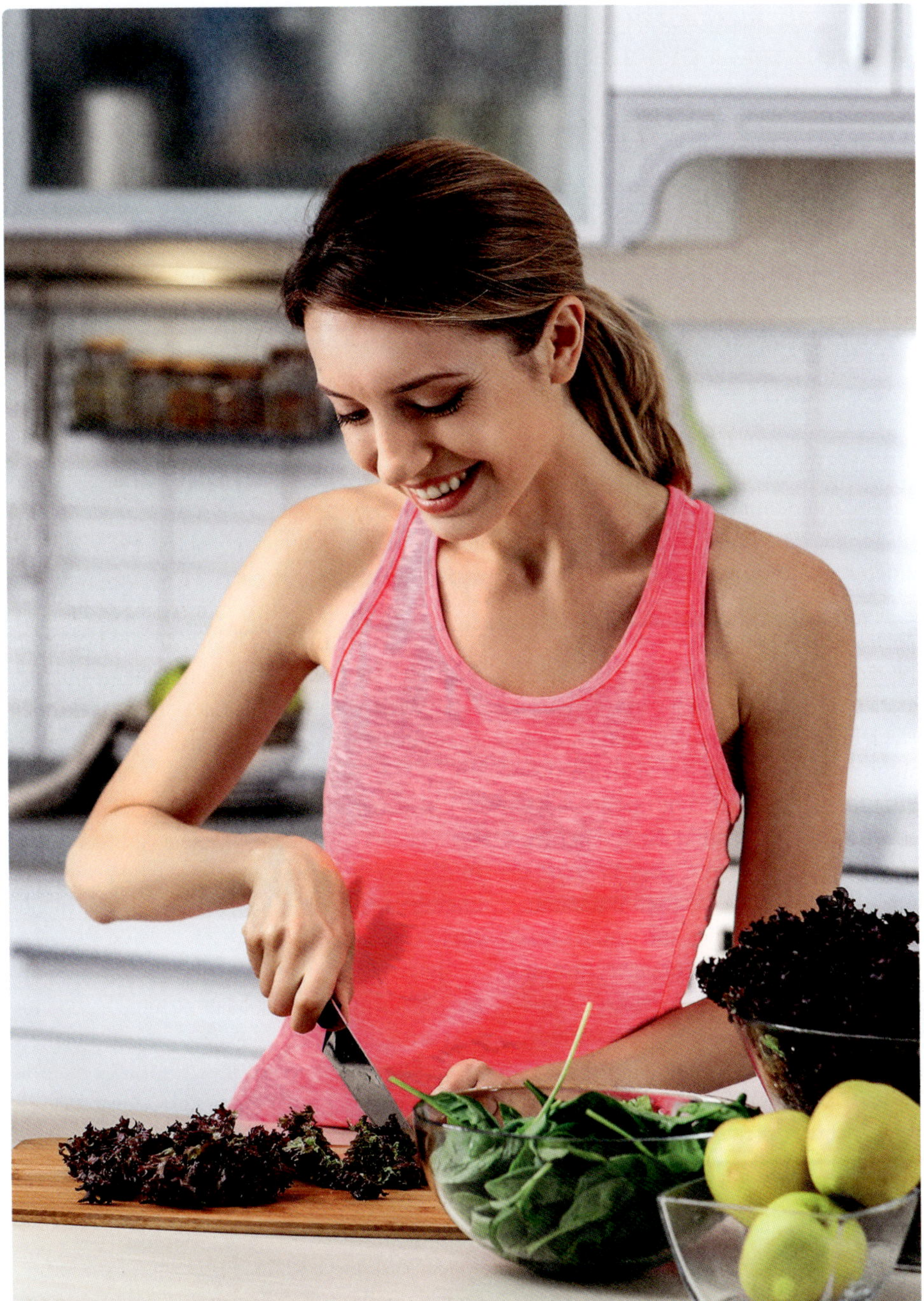

Kalorienbedarf bei ausschließlich sitzender Tätigkeit mit wenigen Anstrengungen in der Freizeit (D-A-CH-Referenzwerte)

Altersgruppe	Durchschnittliche Zufuhrempfehlung bei Männern	Durchschnittliche Zufuhrempfehlung bei Frauen
15 bis unter 19 Jahre	2600 kcal/Tag	2000 kcal/Tag
19 bis unter 25 Jahre	2400 kcal/Tag	1900 kcal/Tag
25 bis unter 51 Jahre	2300 kcal/Tag	1800 kcal/Tag
51 bis unter 65 Jahre	2200 kcal/Tag	1700 kcal/Tag
65 Jahre und älter	2100 kcal/Tag	1700 kcal/Tag

anstrengend, zum anderen reicht eine alleinige Kalorienreduktion nicht aus. Beim Basenfasten kommen vor allem Lebensmittel auf den Teller, die zum Großteil eine sehr hohe Nährstoffdichte haben.

Damit ist gemeint, dass ein Lebensmittel einen hohen Anteil von Vitaminen, Mineralstoffen und sekundären Pflanzenstoffen bei einer zugleich geringen Kalorienmenge enthält. Im Klartext heißt das: wahre Vitalstoffbomben zum kleinen Kalorienpreis. Natürlich gibt es auch basische Lebensmittel, die reich an Kalorien sind, wie z. B. Avocados oder Walnüsse. Diese dürfen beim 4-Wochen-Programm gegessen werden, doch um einen optimalen Abnehmerfolg zu erzielen, sind sie nur in Maßen zuträglich (siehe Kapitel Basische Kalorien oder saure Kalorien?, Seite 37).

Wie schon erwähnt, ist das Zusammenspiel aus vernünftig ausgewählten Lebensmitteln gepaart mit einer gut funktionierenden Darmflora das eigentliche Erfolgsrezept. Beim Basenfasten wird primär darauf geachtet, dass die so genannte »Wohlfühlmenge«, was die Portionengröße betrifft, eingehalten wird. Diese ist von Mensch zu Mensch etwas unterschiedlich. Hier ein Beispiel: Eine Büroangestellte mit einer Körpergröße von 1,64 m hat einen ganz anderen Energiebedarf als ein Bauarbeiter mit einer Körpergröße von 1,90 m. Das Geschlecht, die Körpergröße, das Alter, körperliche Belastungen und vieles mehr beeinflussen unseren täglichen Gesamtumsatz an Energie. Es gibt zahlreiche Formeln und Kalorien-Rechner z. B. im Internet, über die der eigene Tagesbedarf an Lebensmittelenergie berechnet werden können. Die Tabelle gibt einen Überblick über den täglichen Kalorienbedarf unterschiedlicher Personengruppen.

Jetzt könnte einfach gesagt werden: »Nehmen Sie Ihren Kalorienbedarf abzüglich 200–400 kcal am Tag zu sich und die Gewichtsabnahme nimmt ihren Lauf.« Dass dies allerdings nicht so einfach funktioniert, haben viele Menschen, die sich mit akribischem Zählen von Kalorien durch ihre Diät gequält haben, gezeigt. Am Ende sind sie oft dennoch dem sogenannten Jo-Jo-Effekt zum Opfer gefallen.

Außerdem ist eines auffällig: Haben Sie jemals eine gesunde und schlanke Person gesehen, die nach Kalorientabellen isst? Also wir nicht.

Sportler, die im Hochleistungsbereich unterwegs sind, stellen hier eine Ausnahme dar, aber ansonsten essen schlanke Menschen offensichtlich »frei Schnauze«, ohne zu wissen, ob sie nun mehr oder weniger Kalorien zu sich nehmen, als sie sollten. Wenn sie also nicht nach Tabellen und Zahlen essen, was ist dann ihr Geheimnis? Die Antwort lautet: die Wohlfühlmenge und ein gute Wahrnehmung ihrer Körpersignale. Und genau dies wird beim Basenfasten erlernt und soll für die Zukunft Ihr Wegweiser sein. Die Wohlfühlmenge ist erreicht, wenn der Hunger beim Essen endet und sich eine Art angenehmes Bauchgefühl einstellt. Hier noch ein paar Tipps, damit Sie nicht über die tägliche Wohlfühlmenge hinaus kommen:

- Essen Sie mit Bedacht und schmecken Sie genau hin.
- Essen Sie ohne Ablenkungen wie Fernsehen, Handynutzung etc.
- Essen Sie des Essens wegen und meiden Sie Gaumenfreuden zu Ablenkungs-, Beschäftigungs- oder Belohnungszwecken.
- Essen Sie, um Nährstoffe zu erhalten. Kummer oder Stress sollten besser durch körperliche Betätigungen, Sport, ausgiebige Gespräche, Meditationsübungen oder kreative Hobbys abgebaut werden.

» Ich achte täglich auf meine Wohlfühlmenge an Essen, indem ich mit Aufmerksamkeit, Zeit und Ruhe speise.«

Verzichten Sie auf wilde Mischungen

Die Basenfastenküche hat einiges zu bieten. Alle Obstsorten und fast alle Gemüsearten kommen infrage. Nur weißer Spargel, Rhabarber, Artischocken und Rosenkohl zählen zu den Säurebildnern und sollten daher beim Bastenfasten nicht verzehrt werden. Zusätzlich kommen gesunde Sprossen, Nüsse, Pilze und Saaten auf den Tisch, was die Vielfalt der Mahlzeitvariationen schier unendlich macht. Doch weniger ist manchmal mehr. Da es beim 4-Wochen-Programm nicht ausschließlich ums Abnehmen während dieser Zeit geht, sondern vielmehr darum, dass die Pfunde auf Nimmerwiedersehen verschwinden, ist es wichtig, seinen Geschmackssinn wieder neu zu justieren.

Durch die Flut an Zusatzstoffen und Geschmacksverstärkern in unserer Ernährung wissen wir oft gar nicht mehr, welch feine und unterschiedliche Geschmacksrichtungen ein einziger Apfel mit sich bringt. Durch das Wieder-schmecken-Lernen nehmen wir die natürlichen Lebensmittel zunehmend als vollständig und rund im Geschmack wahr. Solch vollkommenes Essen macht satt. Verwenden Sie darum nicht mehr als 3, maximal 4 unterschiedliche Komponenten pro Mahlzeit, sodass Sie die Vielzahl der Aromen jedes einzelnen Nahrungsmittels gut schmecken können.

» Ich verwende für eine Mahlzeit eher weniger unterschiedliche Lebensmittel, um meinem Geschmackssinn für die einzelnen Geschmäcker wieder zu entdecken.«

Die **Top 10** Gewürze und Kräuter zum **Abnehmen**

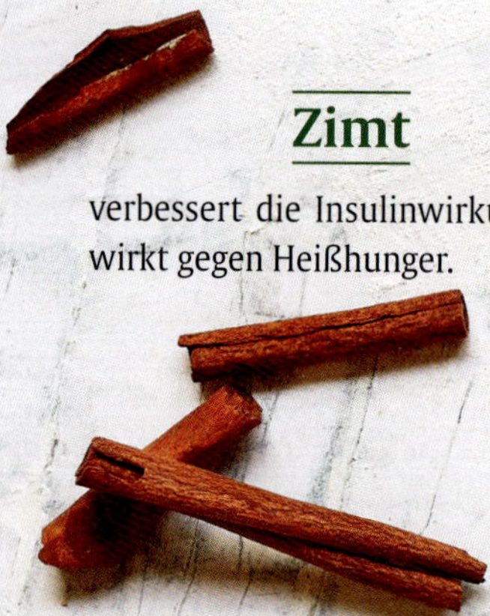

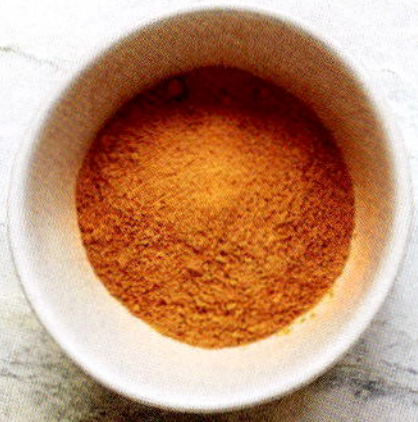

Zimt

verbessert die Insulinwirkung und wirkt gegen Heißhunger.

Kurkuma

hemmt die Neubildung von Fettzellen und wirkt appetithemmend.

Frisch gemahlener Pfeffer

kurbelt den gesamten Stoffwechsel an und fördert die Verdauung.

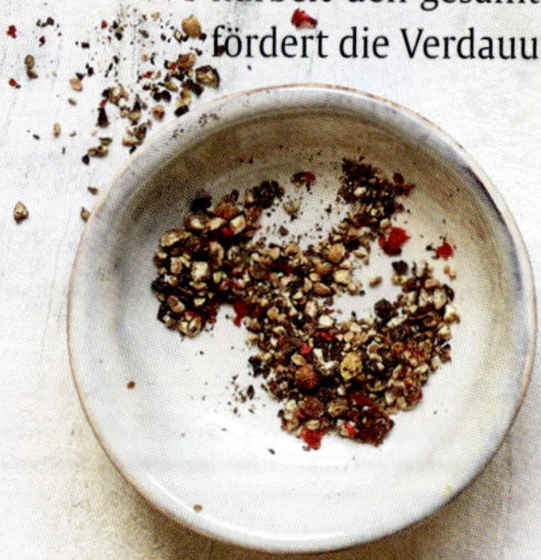

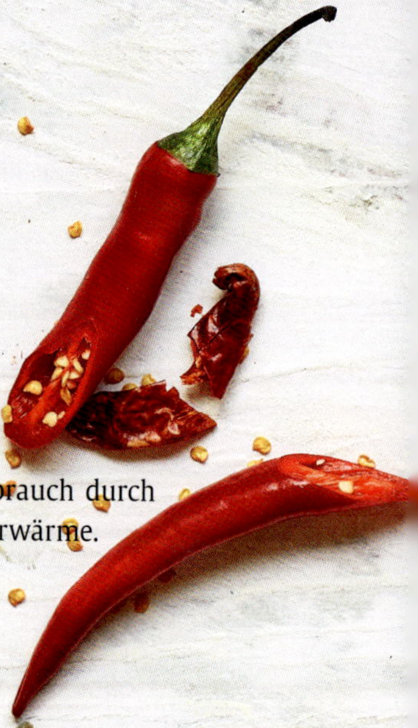

Chili

erhöht den Kalorienverbrauch durch eine Erhöhung der Körperwärme.

Kreuzkümmel

regt die Ausschüttung von Verdauungsenzymen an.

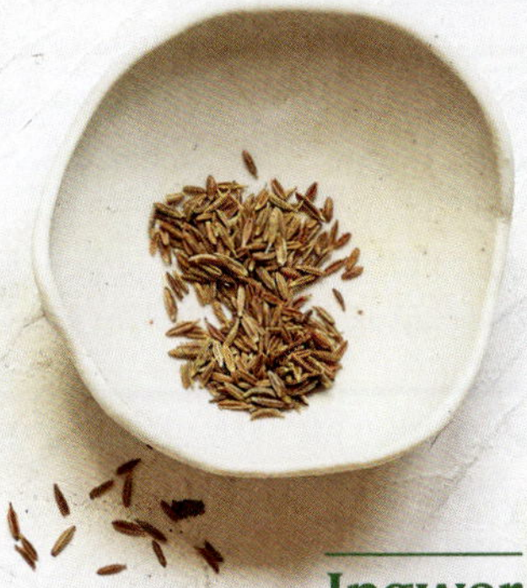

Oregano

unterstützt den Fettstoffwechsel durch eine verbesserte Leberfunktion.

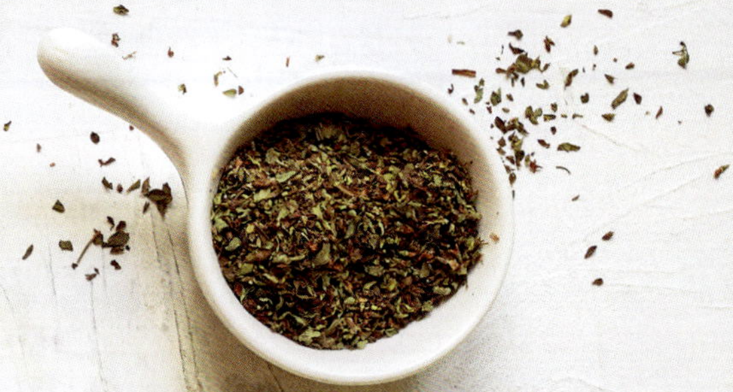

Ingwer

dämpft Gelüste aus Süßigkeiten und Snacks zwischendurch.

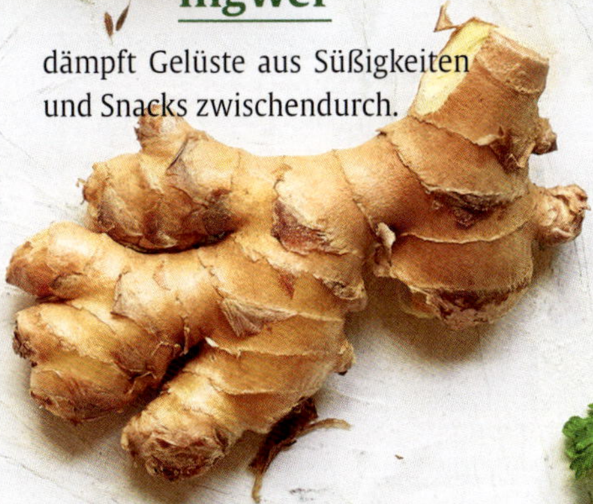

Petersilie

wirkt appetitzügelnd und entwässert das Bindegewebe.

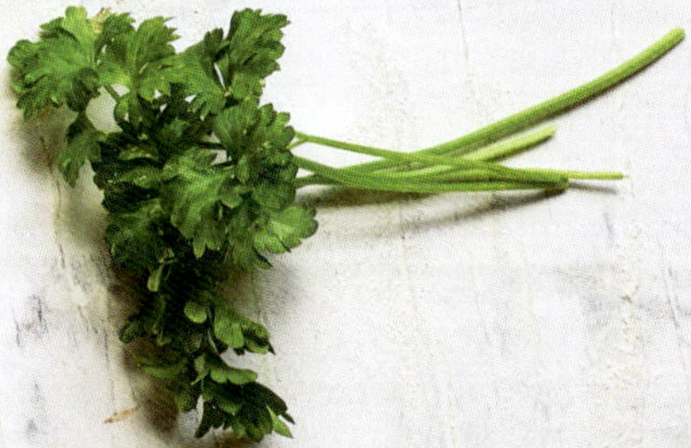

Koriander

hilft bei Blähungen und Völlegefühl und unterstützt die Entgiftung.

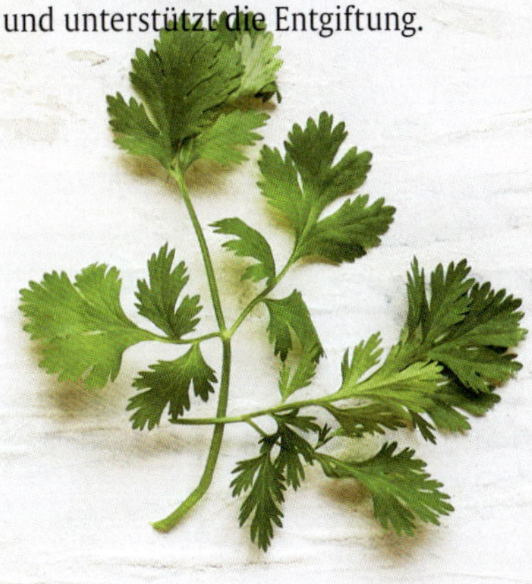

Basilikum

löst Wassereinlagerungen auf.

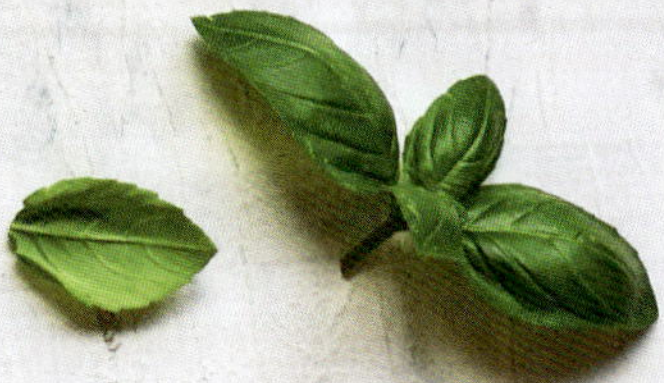

Würzen Sie dezent

Das Würzen verleiht unseren Speisen den letzten geschmacklichen Schliff. So bleiben Lust und Freude an der basischen Küche erhalten. Dies gelingt Ihnen mit:

- frischen und getrockneten Kräuter
- frisch gemahlenen Körnern wie Pfeffer, Koriander und Piment
- frischen und getrockneten Keimlingen
- Samen wie Leinsamen, Sesam und Kürbiskernen
- Sesamsalz (Gomasio)
- Meersalz oder Himalaya-Salz
- kalt gepressten Pflanzenölen

Dadurch kommt es zu neuen Geschmackserlebnissen und zusätzlich fördern diese Zutaten das Abnehmen.

Doch auch hier gilt: weniger ist mehr! Ein Überwürzen der Speisen übertüncht womöglich den Eigengeschmack von Obst und Gemüse. Halten Sie sich deswegen anfangs mit dem Würzen beim Kochen etwas zurück. Denn nachträglich etwas hinzufügen geht immer, Gewürze herausnehmen geht nimmer.

» Ich nutze zum Verfeinern meiner Speisen die natürliche Würzkraft von Kräutern, Gewürzen und Keimlingen, um Salz nur noch in kleinen Mengen einsetzen zu müssen und um neue Geschmackserlebnisse zu erfahren.«

Essen Sie nur, was Sie mögen

Der Genuss am Essen ist einer der wichtigsten Erfolgsfaktoren für das dauerhafte Gelingen einer Gewichtsabnahme. Wenn Ihnen das Basenfasten nicht schmeckt, ist die anfängliche Motivation bald dahin. Durch das 4-Wochen-Programm können Sie neue und kreative Möglichkeiten der Gemüsezubereitung ausprobieren. Und im besten Falle schmeckt Ihnen dann plötzlich eine Gemüsesorte, die Sie zuvor noch nie ausprobiert hatten oder von der Sie bisher dachten, dass Sie sie nicht mögen. Sollte es aber einmal der Fall sein, dass Ihnen etwas absolut nicht schmeckt, egal wie Sie es zubereiten und würzen, dann streichen Sie diese Sorte aus Ihrem Speiseplan. Es gibt zum Glück viele Alternativen, sodass Sie auf ein einzelnes Gemüse nicht angewiesen sind.

Eigentlich verfügen wir über ein natürliches Bauchgefühl, dass uns zeigt, welche Lebensmittel wir gerade benötigen. Durch Erziehung und daraus entstandene Gewohnheiten sind die meisten Menschen leider inzwischen weit entfernt von diesem so wichtigen Ratgeber für unsere Gesundheit. Dieses 4-Wochen-Programm hilft Ihnen, allmählich wieder zu Ihrem Bauchgefühl zurückzufinden. Das funktioniert allerdings nur, wenn Sie auch hier – bei der Wahl der Lebensmittel – sehr achtsam mit sich umgehen.

Wenn Sie beispielsweise Sellerie, der ja so gut entwässernd wirkt, partout nicht leiden können, dann lassen Sie diese Zutat weg und verwenden dafür Karotten, Pastinaken oder Kohlrabi. Nehmen Sie Ihre Abneigungen ernst. Nur so können Sie auch nach und nach wieder zu Ihrem Bauchgefühl zurückfinden, das Ihnen zeigt, welche Lebensmittel Sie gerade benötigen.

» Ich höre auf meinen Bauchgefühl und achte darauf, nach welchem Obst und Gemüse mir wirklich der Sinn steht.«

Reifes Obst und Gemüse im Verhältnis 20 : 80

Basenfasten ist das Fasten mit Obst und Gemüse. Es ist allerdings wichtig, beides im richtigen Verhältnis zueinander zu essen. Obst hat einen relativ hohen natürlichen Zuckeranteil. In rauen Mengen verzehrt, könnte es zum einen die Gewichtsabnahme bremsen und zum anderen zu schnell wiederkehrenden Hungergefühlen führen. Dafür verantwortlich ist vor allem der in Obst enthaltene Fruchtzucker, auch Fructose genannt. Studien zeigten, dass ein Verzehr von Fructose das Appetitzentrum im Gehirn stört und es somit zu einem geringeren Sättigungsgefühl kommt. Bei der Aufnahme von Fructose steigt weder der Insulin- noch der Leptinspiegel im Blut an. Beide Hormone signalisieren ein Sättigungsgefühl und regulieren somit die Nahrungsaufnahme.

Außerdem wird die Aufnahme der Fructose in die Leber, anders als bei Glukose, nicht reguliert, was bei übermäßigem Verzehr zu einem Fruchtzuckerüberschuss in der Leber führt. Fructose kann nicht gespeichert werden und wird bei übermäßigem Verzehr direkt in Fett umgewandelt, was im schlimmsten Falle langfristig zu erhöhten Blutfettwerten und zu einer Fettleber führen kann. Somit machen reine Obstfasten-Kuren oder vor allem Obstsmoothie-Kuren eventuell eher Probleme, als dass sie nutzen würden.

Dazu kommt, dass ein zu hoher Obstanteil zu Blähungen führen kann. Wie oft haben wir in Basenfasten-Gruppen erlebt, dass Teilnehmer den ganzen Tag nur Obst gegessen haben, weil sie so wenig Zeit hatten, und danach über Blähungen geklagt haben.

Nichtsdestotrotz ist Obst reich an Vitalstoffen und sekundären Pflanzenstoffen, weswegen es bei einem gesunden Fasten und bei einer gesunden Ernährungsweise nicht fehlen darf. Das heißt: Beim Basenfasten wird nur zum Frühstück Obst verzehrt. Das Mittagessen besteht aus Rohkostsalaten, Gemüse und Pilzen und beim Abendessen kommt gegartes Gemüse auf den Teller. So wird das optimale Verhältnis von Obst und Gemüse erreicht und der Körper erfreut sich einer sehr hohen Auswahl an unterschiedlichsten Nährstoffquellen.

» Ich esse bevorzugt nur vormittags Obst, am besten in unverarbeiteter Form, denn Smoothies verführen dazu, jede Menge Fruchtzucker aufzunehmen. Den Löwenanteil meiner Ernährung nimmt Gemüse ein.«

Kauen Sie gründlich

Dass der Darm keine Zähne hat, hat bestimmt jeder von uns schon einmal gehört. Aber das Kauen bringt mehrere Aspekte mit sich, die beim Abnehmen helfen, als nur die gut vorgekaute Speise zur Darmunterstützung. Durch das gründliche Kauen und Einspeicheln bereiten sich Magen und Darm auf die bald ankommenden Nährstoffe vor und sezernieren unterschiedliche Verdauungssäfte und Enzyme, was dem Stoffwechsel zugutekommt. Außerdem verhindert das konzentrierte Kauen ein übermäßig schnelles Essen. Somit verpassen Sie nicht den Punkt, an dem die Wohlfühlmenge an Es-

Basenfasten macht schlank, denn es ist

- ✓ nährstoffreich bei meist wenig Kalorien
- ✓ frisch, saisonal und regional
- ✓ günstig und wohlschmeckend zugleich
- ✓ sättigend für lange Zeit
- ✓ darmaktivierend
- ✓ darmflorastabilisierend und dadurch immunsystemstärkend
- ✓ entsäuernd für Zellen und Körperflüssigkeiten
- ✓ Training für das eigene und bewusste Körpergefühl
- ✓ ein Rhythmusgeber für den Tag
- ✓ fettverbrennend durch Insulinlastsenkung
- ✓ für jeden geeignet und einfach durchzuführen
- ✓ ein Einstieg in eine gesunde und figurfreundliche Ernährungsweise

sen erreicht ist und Sie eigentlich schon satt sind. Beim Kauen werden auch die unterschiedlichen Aromastoffe frei und Sie können das Lebensmittel in vollen Zügen schmecken. Kauen Sie jeden Bissen mindestens 10 Mal, besser wären 15–20 Mal. Je häufiger Sie das trainieren, umso leichter wird es Ihnen fallen, dies auch nach dem Basenfasten beizubehalten. Sie erhöhen den Genuss, verringern die Essensmenge und unterstützen die Verdauung, denn gut gekaut ist halb verdaut.

» Ich esse achtsam, langsam, kaue gründlich und werde dadurch schneller satt.«

Basenfasten als gesunder Neuanfang

Aufgrund der 7 Basics und der 10 Wacker-Regeln ist Basenfasten nicht direkt als Diät anzusehen, sondern vielmehr ein Neuanfang, was Ihren Ernährungs- und Lebensstil angeht. Sie lernen viele neue Möglichkeiten in der Küche kennen, um Obst und Gemüse zum Hauptbestandteil Ihrer Ernährung zu machen. Sie werden ein neues, leichteres und entsäuertes Körpergefühl erleben und dabei auch noch Pfunde verlieren. Dies kann Ihnen dann die Motivation verleihen, weiter auf einem basenreichen und figurfreundlichen Kurs zu bleiben.

Ist Basenfasten für jeden geeignet?

Prinzipiell ist Basenfasten für jeden geeignet und das 4-Wochen-Programm kann jeder, der abnehmen möchte, absolvieren. Es gibt eine kleine Gruppe von Menschen, die allerdings nicht basenfasten sollten:

- Schwangere und Stillende (in dieser Zeit ist eine Entsäuerung ungünstig für das Ungeborene bzw. den Säugling)
- Personen mit einer schweren chronischen Krankheit im Endstadium
- Personen mit einer Essstörung wie Magersucht oder Ess-Brech-Sucht
- Kinder unter 12 Jahren

Sollten Sie eine Erkrankung haben, bei der Sie nicht sicher sind, ob Basenfasten für Sie geeignet ist, so bitten wir Sie, Ihren behandelnden Arzt oder Heilpraktiker vorab zu befragen.

Basische Kalorien oder saure Kalorien?

Wer das Basenfasten schon kennt, weiß, dass wir dabei keine Kalorien zählen. Darauf verzichten wir deshalb, weil wir beim Abnehmen den Stresspegel nicht noch mehr erhöhen möchten, indem man ständig damit beschäftigt ist, sich die Nährwerttabellen anzuschauen. Für uns ist es in erster Linie wichtig zu sehen, welche Qualität die Kalorien haben. Es ist ein großer Unterschied, ob ein Mittagessen mit 500 kcal aus Brötchen und Käse oder aus gekeimten Hülsenfrüchten mit Gemüse besteht.

Auch wenn basische Kalorien gesünder sind, ist es natürlich so, dass basische Lebensmittel auch richtig kalorienreich sein können. Es ist daher sinnvoll, auch bei der Auswahl der Lebensmittel während der 4 Wochen darauf zu achten, dass

Lebensmittel, die 40 kcal/100 g oder mehr enthalten

	Lebensmittel	Kalorien in kcal/100 g
Obst	Apfel	54 (getrocknet: 248)
	Ananas	56
	Aprikose	43 (getrocknet: 240)
	Banane	88
	Birne	55
	Feige	63
	Hagebutte	95
	Kapstachelbeere	74
	Kirsche, süß	63
	Kirsche, sauer	53
	Kiwi	50
	Kokosnuss	363
	Mango	58
	Orange	42
	Pfirsich	43
	Weintraube	68
Gemüse	Avocado	221
	Blumenkohl	79
	Brombeere	44
	Feige	61 (getrocknet 250)
	Kartoffel	70
	Lauchzwiebel	42

	Lebensmittel	Kalorien in kcal/100 g
Gemüse	Marone	192
	Oliven, grün	138
	Pastinake	59
	Petersilie	50
	Petersilienwurzel	41
	Pflaume	49 (getrocknet 222)
	Rote Rübe	41
	Sojakeimlinge	50 (ungekeimt: 327)
	Süßkartoffel	108
Nüsse und Kerne	Aprikosenkern	604
	Leinsamen	376
	Macadamianuss	703
	Mandeln, süß	583
	Paranuss	670
	Pistazie	581
	Sesam	565
	Sonnenblumenkerne	580
	Walnuss	663
Öle	Kokosfett	887
	Kürbiskernöl	884
	Mandelöl	882
	Olivenöl	884
	Sesamöl	884
	Sonnenblumenöl	884

nicht ausschließlich die sehr hochkalorischen basischen Gerichte gegessen werden.

Basische Lebensmittel und ihre Kalorien

Sehr viele der basischen Lebensmittel sind kalorienarm und enthalten weniger als 40 kcal pro 100 g. Folgende Lebensmittel sind kalorienarm und Sie können bedenkenlos zugreifen: Aubergine, Austernpilze, Bambussprossen, Bleichsellerie, Blumenkohl, Brokkoli, Brunnenkresse, Champignons, Chicorée, Chinakohl, Endivie, Erbsensprossen, frische Erbsen, Erdbeere, Feldsalat, Fenchel, Gartenbohne, Gartenkresse, Grapefruit, Grünkohl, Gurke, Heidelbeere, Himbeere, Johannisbeere, Karotte, Knollensellerie, Kohlrabi, Kopfsalat, Kürbis, Lauch, Linsenkeimlinge, Löwenzahnblätter, Mangold, Mungbohnensprossen, Paprika (gelb, rot und grün), Pfifferling, Porree, Quitte, Radieschen, Rettich, Rotkohl, Rucola, Schnittlauch, Schwarzwurzel, Sellerieknolle, Spinat, Spitzkohl, Steckrübe, Steinpilz, Tomate, Topinambur, Wassermelone, Weiße Rübe, Weißkohl, Wirsing, Zitrone, Zucchini, Zwiebel.

Bei den in der Tabelle genannten basischen Lebensmitteln ist es sinnvoll, ein Auge auf ihren Kaloriengehalt und die verzehrte Menge zu haben. Dass man Walnüsse, auch wenn sie basisch und voller gesunder Nährstoffe sind, aufgrund ihres Kaloriengehalts von 663 kcal/100 g nicht in rauen Mengen essen sollte, leuchtet jedem ein. Gegen kleine Mengen dieser hochkalorischen Basenbildner ist aber nichts einzuwenden.

Sie müssen keine Kalorien zählen!

Wer das Basenfasten aus anderen Veröffentlichungen von mir kennt, erinnert sich sicher daran, dass eines der »Wacker-Versprechen« ist, dass wir beim Basenfasten keine Kalorien zählen. Und damit wollen wir auch in diesem Buch nicht anfangen. Dennoch brauchen Sie natürlich einen Anhaltspunkt, ob ein hier vorgeschlagenes basisches Gericht super kalorienarm oder doch etwas kalorienreicher ist, weil beispielsweise ein Stück Avocado oder einige Nüsse dazugehören. Deshalb haben wir die Rezepte in 2 Kategorien eingeteilt.

- Rezepte unter 450 kcal pro Person
- Rezepte über 450 kcal pro Person

Super einfach oder? Diese Angabe finden Sie bei jedem Rezept. Wählen Sie pro Tag am besten 2 Rezepte unter 450 kcal und eines über 450 kcal aus. Damit liegen Sie pro Tag zwischen 1200 und 1600 kcal, was für Basenfasten mit Gewichtsabnahme optimal ist und den Körper nicht stresst.

Das ist wirklich weit weg von jedem Kalorienzählen, hilft Ihnen aber, während des Programms ein Gefühl dafür zu entwickeln, welche gesunden Energiemengen für Sie passend sind, um Ihr Wunschgewicht zu erreichen und zu halten.

Wie viel genau wollen Sie abnehmen?

Jeder Mensch hat unserer Ansicht nach ein persönliches Wohlfühlgewicht. Dieses Gewicht ist dann erreicht, wenn Sie sich wohl fühlen in Ihrer Haut, das Körpergewicht keine Einschränkung in Sachen

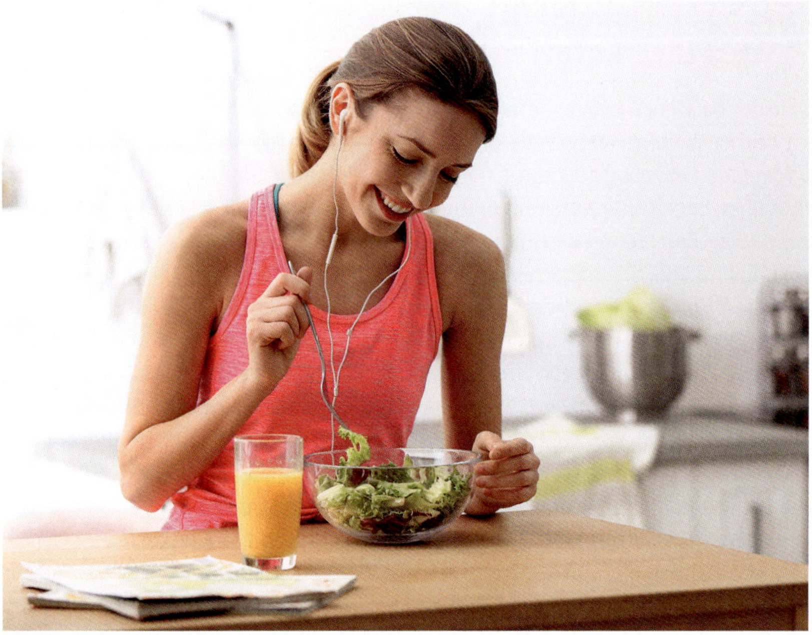

Bewegung und körperlicher Fitness darstellt und Sie sich in einem Gewichtsbereich befinden, der kein Risikofaktor für chronische Krankheiten darstellt. Ob Ihr persönliches Wohlfühlgewicht nun ein paar Kilo ober- oder unterhalb der allgemein vorgegebenen Empfehlungen liegt, ist dann weitestgehend nicht relevant.

Wenn Sie dennoch gern einige Hilfestellungen hätten, um Ihr persönliches Abnehmziel festzulegen, stellen wir Ihnen hier kurz die gängigen Methoden vor, um das Körpergewicht einzuschätzen.

Methoden, um das Körpergewicht einzuschätzen

Mit dem Broca-Index lässt sich sehr einfach das Normalgewicht ermitteln: Nehmen Sie Ihre Körpergröße in cm (z. B. 168 cm) und ziehen 110 ab, dann haben Sie Ihr Normalgewicht; in diesem Beispiel wären es 58 kg. Oder Sie können den Body-Mass-Index (BMI) dazu heranziehen. Dieser berechnet sich aus dem Körpergewicht (in kg) geteilt durch die Größe (in m) zum Quadrat. Wenn Sie 75 kg wiegen und 1,70 m sind, haben Sie einen BMI von 26, was einem leichten Übergewicht entspricht. Bei einem BMI unter 18,5 spricht man von Untergewicht. Bei einem BMI zwischen 18,5 und 24,9 hat man Normalgewicht und bei einem BMI über 25 Übergewicht. Da heutzutage bekannt ist, dass vor allem das Bauchfett gesundheitsschädlich wirkt, kann auch die Bestimmung des Taille-Hüft-Verhältnisses sinnvoll sein. Bestimmen Sie dazu mit einem Maßband den Umfang Ihrer Taille und Ihrer Hüfte. Das Taille-Hüft-Verhältnis sollte bei Frauen kleiner als 0,8 sein. Ist es größer, deutet dies auf zu viel ungesundes Bauchfett hin.

Doch wie eingangs schon erwähnt, ist es für Ihr Vorhaben, für Ihre Motivation und Ihr Wohlbefinden wichtig, dass Sie persönlich festlegen, wie viel Sie tatsächlich abnehmen wollen. Setzen Sie sich ein konkretes Gewichtsziel und wann Sie dieses erreichen wollen. Das sollten Sie schriftlich festhalten. Als zweiten Punkt notieren Sie sich dazu, warum Sie dieses Ziel erreichen wollen. Formulieren Sie Ihr Abnehmziel BASISCH. Beispiel: Ich habe in 3 Monaten 10 Kilo an Gewicht abgenommen und mich dabei immer wohl und fit gefühlt, was dazu führt, dass ich mir wieder in meiner Lieblingsjeans gefalle.

BASISCH meint dabei:

— **B = behutsam:** Behutsam mit sich selbst sein, also »Abnehmen und mich dabei wohl und fit fühlen«.
— **A = attraktiv:** Das Wieder-Gefallen in der Lieblingsjeans ist attraktiv.
— **S = schaffbar:** In 3 Monaten ist die 10-Kilo-Abnahme realistisch.
— **I = individuell:** Das Ziel spiegelt eigene Wünsche.
— **S = spezifisch:** 10 Kilo sind eine spezifische und klare Richtlinie.
— **C = checkbar:** 3 Monate sind zeitlich checkbar.
— **H = handfest:** Den handfesten Beweis, das Ziel erreicht zu haben, können die Waage und die passende Jeans erbringen.

Notieren Sie Ihr Ziel mit dem Warum und versuchen Sie, es so oft wie möglich zu lesen. Am besten Sie kleben sich Ihren Zielzettel an den Spiegel im Badezimmer, wahlweise auch gerne an die Tür des Kühlschranks oder Sie kleben sich den Zettel in die Geldbörse.

Was hindert Sie am Abnehmen?

Die Frage, was Sie am Abnehmen hindert, haben Sie sich vielleicht schon des Öfteren im Leben gestellt. Sie starteten eine Diät, am Anfang kommt es zu Erfolgserlebnissen auf der Waage und plötzlich stoppt der Gewichtsverlust ohne klaren Grund. Oder Sie haben eine Diät konsequent durchgezogen, erreichten Ihr Wunschgewicht und stellten nach ein paar Monaten oder Jahren fest, dass Sie wieder zugenommen haben. Eventuell wiegen Sie sogar zurzeit mehr als vor Ihrer Diät.

Viele Versuche, den überschüssigen Pfunden langfristig zu Leibe zu rücken, scheitern oft daran, dass diese Frage nicht in Gänze beantwortet wurde oder die Beantwortung auch gar nicht zu 100% möglich ist. Sollten Sie den Teufelskreis von gescheiterten Diäten und Abnehmversuchen noch nicht erlebt haben, umso besser, dann haben Sie sich viele Mühen und Frustrationen erspart.

Was Sie bisher an einer langfristigen Gewichtsabnahme gehindert hat, können nicht wir, sondern nur Sie beantworten. Wir können Ihnen jedoch das Werkzeug liefern, mit dem es möglich ist, Ihre Abnehm-Verhinderer zu identifizieren. Es gibt so gut wie immer mehrere Faktoren, die das Abnehmen blockieren oder einen nachhaltigen Abnehmerfolg zunichtemachen. Eine Diät oder auch das Basenfasten-Programm allein werden Sie langfristig nicht an das gewünschte Ziel bringen. Das Basenfasten ist, wie schon erwähnt, der gesunde und vitalstoffreiche Einstieg in einen Umstieg, was Ernährungsverhalten und Lebensstil betreffen.

Das Basenfasten stellt eine Art »Reset« dar, also einen Neustart. Der Körper wird entsäuert, die Organe werden entlastet, eingeschliffene Figur-Killer-Rituale werden unterbrochen und der Organismus wird in eine optimale Ausgangsposition gebracht, um weiter gesund abnehmen und das Gewicht langfristig unten halten zu können.

Durchleuchten wir also nun gemeinsam mögliche Faktoren, die zu Übergewicht führen oder als Bremsklötze bei der Gewichtsreduktion wirken können. Jetzt kommen Sie Ihren persönlichen Abnehm-Saboteuren auf die Schliche.

Das Ernährungsverhalten durchleuchten

Nicht nur, was wir essen, ist der Grund für Übergewicht, sondern auch, wie, wie oft, wann und warum wir essen. Führen Sie am besten 4–7 Tage lang ein Ernährungstagebuch (Seite 44). Daraus lässt sich ableiten, ob Sie zu viel, zu wenig, zu ungesund, zu häufig, zu schnell oder auch zu unterschiedlichsten Zwecken essen.

In der Spalte »Uhrzeit« tragen Sie bitte genau die Zeiten ein, zu denen Sie etwas zu sich nehmen, auch bei Getränken zwischendurch die Uhrzeit mit notieren. Bei energiehaltigen Getränken wie Saft, gezuckerten Getränken, Kaffee mit Milch etc. kommt es zu einer Kalorienzufuhr, die die Fettverbrennung zwischen den Mahlzeiten blockieren kann.

In der Spalte »Lebensmittel und Menge« notieren Sie bitte so genau wie möglich, aus welchen Komponenten die Mahlzeit bestand. Die Mengenangabe können Sie per Gramm oder auch mittels »Portion« angeben – eine eigene Hand voll entspricht einer Portion.

In der Spalte »Situation« tragen Sie bitte ein, wo Sie gegessen haben und was Sie währenddessen noch getan haben. Zum Beispiel »Mittagessen im Büro zusammen mit Kollegen im Aufenthaltsraum«, oder »während des Aufräumens in der Küche zwischendurch«.

In die Spalte »Gedanken und Wahrnehmung« schreiben Sie bitte, ob Sie vor dem Essen einen Gedanken hatten wie »Ich habe gerade wirklich viel Stress, ich brauche kurz was, um runterzukommen«, oder »Ich habe Hunger, ich muss jetzt etwas essen« ein. Bei der Wahrnehmung tragen Sie noch zusätzlich Dinge ein wie »schnell gegessen«, »langsam gekaut« oder »keine Ahnung, wie es eigentlich genau geschmeckt hat«.

Notieren Sie sich unten auf dem Blatt auch zusätzlich Sport- und Entspannungseinheiten, denn Ernährung, Bewegung und gezielte Entspannung sind die Stellschrauben Ihres nachhaltigen Erfolgs.

Nach dem Erstellen eines ehrlichen Ernährungsprotokolls wird den meisten sehr häufig schnell klar, was zum Übergewicht führte bzw. was sie gerade in diesem Moment davon abhält, Gewicht zu verlieren.

Finden Sie Ihre Figur-Killer

Was fällt Ihnen auf, wenn Sie Ihre Ernährungsprotokolle der letzten Tage durchlesen? Wo liegen Ihre persönlichen Figur-Killer. Die folgende Liste gibt Ihnen dafür Anhaltspunkte.

Figur-Killer-Beispiele:

— mehr als 3 Mahlzeiten täglich (häufige Zwischenmahlzeiten)
— zu spätes Abendessen
— Essen, um Frust oder Langeweile zu überbrücken
— zu schnelles und unaufmerksames Essen
— zu große Portionen
— häufig kleine Snacks und Süßigkeiten
— viele energiehaltige Getränke zwischendurch
— zu fette oder kalorienhaltige Speisen
— zu einseitig gewürzte Speisen

Mein Ernährungstagebuch

	Uhrzeit	Lebensmittel und Menge	Situation	Gedanken und Wahrnehmung
morgens				
vormittags				
mittags				
nachmittags				
abends				
zwischendurch				

Bewegung:

....

....

....

Entspannung:

....

....

....

- zu viele säurebildenden Nahrungsmittel
- häufig Fertiggerichte oder Fast-Food
- Ritual-Snacks (z.B. immer eine Schokolade beim Nach-Hause-Kommen)
- zu wenig satt machende Ballaststoffe
- Essen aus eigentlichem Durstgefühl heraus
- Essen aus Frust
- Essen aus sozialen Zwängen heraus
- Essen wegen Übermüdung und zu wenig Entspannung
- wenig bis keine körperliche Aktivität in Form von Sport
- Essen aus Gefälligkeitsgründen (»Nimm doch noch ein Stück Kuchen, ich habe extra für dich gebacken«)
- Resteverwerter (die übrig gebliebenen Tellerreste der Kinder nach dem Abendessen aufessen)
- Schlafmangel
- Stress

Vermutlich treffen diverse dieser Figur-Killer bei Ihnen zu, stimmt's? Das ist auch nicht verwunderlich, weil diese in unserer hektischen, schnelllebigen Zeit gang und gäbe sind. Dennoch sind und bleiben es Figur-Killer. Und da Sie schlank werden und bleiben möchten, ist es nun an der Zeit, diesen den Laufpass zu geben.

Durch das 4-Wochen-Programm haben Sie die nötige Zeit, um sich an vitalstoffreiche und sattmachende Basenbildner als Hauptbestandteil Ihrer Ernährung zu gewöhnen, sich von Zwischenmahlzeiten und ungesunden Ess-Ritualen zu entwöhnen und ein neues Gefühl für genussvolles und langsames Essen zu entwickeln.

Behalten Sie auch nach dem Basenfasten-Programm Ihre nun identifizierten Figur-Killer im Blick. Ersetzen Sie diese durch gesundes Ernährungsverhalten und Aktivitäten wie z.B. anstatt der Schokolade zwischendurch zum Stressabbau einen kurzen Spaziergang an der frischen Luft. Der langfristige Kurswechsel ist Ihr Garant für den Abnehmerfolg.

» Ich behalte mein Ernährungs-, Bewegungs- und Entspannungsverhalten im Auge. Wenn sich wieder alte Rituale einschleichen wollen, die meiner Figur nicht guttun, entlarve ich sie. Ich bin ehrlich mit mir und tue stattdessen das, was ich in dem Moment wirklich brauche (z.B. Entspannung, Ausruhen, Bewegung, ein klärendes Gespräch).«

Glaubenssätze, die das Abnehmen verhindern

Eine zusätzlich entscheidende Rolle bei der Fragestellung »Was hindert mich am Abnehmen?« spielen auch unsere Glaubenssätze. Glaubensätze sind unsere Wahrheiten, von denen wir absolut überzeugt sind, dass sie richtig sind. Sie beeinflussen unsere Verhaltensweisen und Gefühle. Glaubenssätze sind nicht angeboren, sondern wir haben sie uns zu eigen gemacht durch gewisse Ereignisse, Erfahrungen und durch Einstellungen und Aussagen unseres Umfeldes.

Doch was genau haben nun Glaubenssätze mit dem Gewicht zu tun? Sie definieren unsere Realität und wir tun alles dafür, dieser Realität gerecht zu werden. Wenn Sie also z.B. glauben, dass Ihr Übergewicht genetisch bedingt ist und Sie deswegen massive Schwierigkeiten haben abzunehmen, dann geben Sie Ihrem Gehirn auch keinen Grund, es zu versuchen oder richtig am Ball zu bleiben, da Sie ohnehin von einem Scheitern ausgehen.

Wie kann also solch ein blockierender Glaubenssatz aufgelöst werden? Stellen Sie sich diesen Satz vor, als wäre er ein massiver Tisch mit vier Beinen. Sie wollen diesen Tisch nicht mehr haben, aber er ist eben sehr stabil. Beginnen Sie erstmal damit, an einem Tischbein zu sägen. Was wird passieren? Der Tisch wird immer instabiler, je mehr Sie an den Beinen herumsägen. Irgendwann landet alles auf dem Boden. Sie haben den unerschütterlich erscheinenden Glaubenssatz zu Fall gebracht.

Das Werkzeug, mit dem Sie solche blockierenden Glaubenssätze kleinkriegen, sind folgende Fragen:

— Wie hat Sie dieser Satz in der Vergangenheit eingeschränkt?
— Wie schränkt dieser Satz Sie in der Gegenwart ein?
— Wie schränkt dieser Satz Sie in Zukunft ein, wenn Sie ihn weiter behalten?
— Was macht Sie so sicher, dass dieser Satz wahr ist?
— Ist der Satz wirklich immer so richtig?
— Was wäre, wenn das Gegenteil dieses Satzes richtig wäre?
— Haben Sie schon einmal Situation erlebt, in der das Gegenteil richtig war?
— Gibt es andere Menschen in derselben Situation, die aber Erfolg hatten?

Beantworten Sie sich die Fragen bezogen auf Ihren Glaubenssatz schriftlich. Nach der Beantwortung werden Sie feststellen, dass Ihr »Tisch« nicht mehr steht oder zumindest instabil ist. Versuchen Sie, alle Glaubenssätze, die Ihr Abnehmen blockieren aufzuspüren und aufzulösen, damit Sie einer neuen, schlanken Wahrheit folgen können.

» Ich achte auf meine Gedanken bezüglich meines Körper und meiner Figur. Sollte ich einen negativen und bremsenden Glaubenssatz entdecken, so hinterfrage ich diesen genau, ob das, was ich denke, wirklich der Wahrheit entspricht.«

Krankheiten, die das Abnehmen ausbremsen

Es gibt eine Vielzahl chronischer Krankheiten, die eine Gewichtsabnahme erschweren können, oder noch schlimmer, eine Gewichtszunahme zur Folge haben. Die wohl am weitesten verbreiteten Erkrankungen, die eine Abnehm-Bremse darstellen können, sind eine Schilddrüsenunterfunktion, (z.B. bei Hashimoto-Thyreoiditis) und Diabetes Typ 2.

Schilddrüsenunterfunktion

Bei einer primären Schilddrüsenunterfunktion läuft der Körper auf Sparflamme, da die stoffwechselaktivierenden Hormone Trijodthyronin (T_3) und Thyroxin (T_4) ungenügend oder sogar gar nicht mehr von der Schilddrüse produziert werden. Das hat zur Folge, dass Betroffene mit Konzentrationsschwierigkeiten, Müdigkeit, Kälteempfindlichkeit, depressiven Stimmungsbildern und einer Gewichtszunahme zu kämpfen haben. Viele müssen dann Medikamente einnehmen, um die fehlenden Hormone auszugleichen. Doch nicht nur Medikamente, sondern vor allem die Ernährung und der allgemeine Lebensstil haben einen sehr positiven Einfluss auf diese Erkrankung.

Vor allem die Hashimoto-Thyreoiditis, eine Schilddrüsenunterfunktion aufgrund einer chronischen Entzündung der Schilddrüse, lässt sich durch die Ernährung stark beeinflussen. Da es sich dabei um einen Entzündungsprozess handelt, der vom eigenen Immunsystem ausgelöst wird (Autoimmunerkrankung), macht es Sinn, dieses zu allererst wieder in die richtigen Bahnen zu lenken. Da sich ca. 70 % unserer immunologisch aktiven Zellen in der Darmschleimhaut befinden, helfen eine Darmentlastung sowie die Unterstützung unserer gesunden Darmflora, dem Immunsystem wieder eine gesunde Basis zu ermöglichen.

Und genau dies kann durch das Basenfasten erreicht werden. Zusätzlich unterstützt eine basische Ernährung die Schilddrüse, um die chronischen Entzündungen zu senken, und hilft ihr damit, die Produktion der Hormone wieder besser zu bewerkstelligen. Somit kann das Basenfasten langfristig den Verlauf der Erkrankung positiv beeinflussen und zu einer, wenn auch langsamer laufenden Gewichtsabnahme verhelfen.

Diabetes Typ 2

Beim Diabetes Typ 2 reagieren die Körperzellen nicht adäquat auf das Hormon Insulin. Die Zuckermoleküle im Blut können nur noch ungenügend in die Zellen eingeschleust werden, was einen erhöhten Blutzuckerspiegel zur Folge hat. Dadurch erhöht die Bauchspeicheldrüse ihre Insulinproduktion, um den Blutzuckerspiegel wieder auszugleichen. Dauert dieser Zustand über lange Zeit an, so erschöpft sich die Bauchspeicheldrüse und es wird nur noch wenig oder gar kein Insulin mehr produziert.

Zunächst ist dieser dauerhaft erhöhte Blutzuckerspiegel nicht spürbar und die Erkrankung zeigt sich häufig erst dann, wenn bei dem Betroffenen erste Folgeschäden auftreten. Symptome wie Juckreiz der Haut, übermäßiger Durst, häufiger Harndrang, allgemeine Infektanfälligkeit und dauerhafte Schwäche können Anzeichen für diese Erkrankung sein. Hauptrisikofaktoren für Diabetes Typ 2 sind Übergewicht, Bewegungsmangel und übermäßiger Zuckerkonsum.

Eine Gewichtsabnahme bei Menschen mit Diabetes Typ 2 führt meist zu einer starken Verbesserung dieser Erkrankung und kann sogar dazu verhelfen, ein Leben ohne Medikamente gegen den Diabetes zu erreichen. Doch manchmal kann diese Gewichtsabnahme durch antidiabetische Medikamente oder durch die Verabreichung von Insulin blockiert werden bzw. eine Gewichtszunahme begünstigt werden.

Deswegen kann es passieren, dass Betroffene schnell die Flinte ins Korn werfen, wenn sie beginnen, der Erkrankung und dem Übergewicht durch eine Diät zu Leibe rücken wollen, da es anfangs etwas langsamer geht mit der Gewichts-

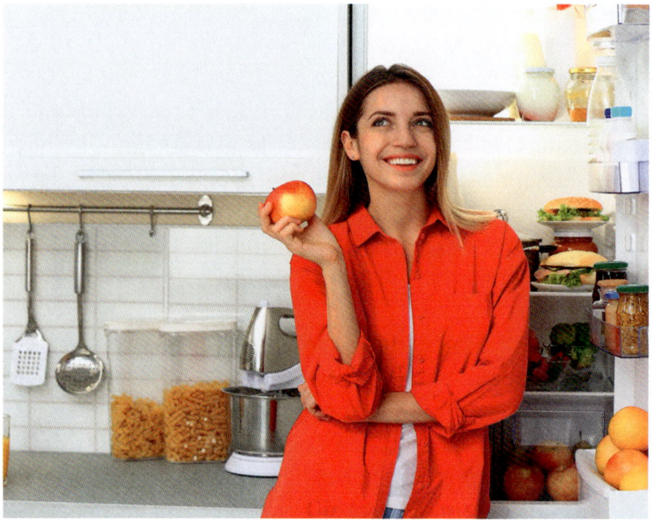

abnahme. Mit dem 4-Wochen-Programm möchten wir dazu ermutigen, dranzubleiben, denn in der Praxis hat es sich oft gezeigt, dass es sich trotz anfänglich schleppender Gewichtsreduktion lohnt, weiterzumachen. Viele unserer Patienten, die an Diabetes Typ 2 erkrankt waren und das Basenfasten mit einer darauffolgenden Ernährungsumstellung in Richtung basenreich absolvierten, konnten teilweise ihre Medikamente nach Absprache mit dem Arzt verringern oder sogar ganz darauf verzichten. Wichtig hierbei ist, dauerhaft einer gesunden und basenreichen Ernährung nachzugehen und sich im Alltag viel zu bewegen.

Auch bei weiteren Erkrankungen, die das Abnehmen bremsen können, wie weiteren Hormonstörungen, Allergien und Unverträglichkeiten, oder bei einer Gewichtszunahme durch Medikamente wie Antidepressiva und Cortison wirkt das Basenfasten nach unserer Erfahrung als wirksame Abnehm-Methode. Denn es zielt nicht darauf ab, einfach nur »weniger« zu sich zu nehmen, sondern es wirkt durch den Entsäuerungseffekt auf den Körper stabilisierend, harmonisierend, entzündungshemmend und entlastend und somit gesundheitsfördernd für den ganzen Organismus, was die Gewichtsabnahme erleichtert.

Hunger – der Schrei nach Vitalstoffen

Allein das Wort »Hunger« treibt vielen Menschen, die eigentlich abnehmen wollen, Schweißperlen auf die Stirn und Angstgefühle in den Bauch. Die meisten haben schon bei diversen Diäten dieses unangenehme Gefühl im Körper über viele Tage in Kauf genommen. Eine Vielzahl der Diätpläne zielt darauf ab, vor allem wenig Kalorien auf den Teller zu bringen und die Essmenge drastisch zu reduzieren. Das geht aber häufig auf Kosten der Vitalstoffe.

Wenn Sie nur einen halben Apfel essen anstatt eines ganzen, so haben Sie zwar nur halb so viele Kalorien zu sich genommen, aber auch nur halb so viele Vitalstoffe wie Vitamine und Mineralstoffe. Noch ungünstiger fällt die Rechnung aus, wenn vor allem vitalstoffarme Lebensmittel wie Weißmehlprodukte oder stark verarbeitete Produkte verzehrt werden. Dann bekommt der Körper nur noch sehr wenig von den wichtigen Inhaltsstoffen, die die Zellen für einen gesunden Zellstoffwechsel benötigen. Ganz zu schweigen von den basisch wirkenden Mineralstoffen, die dann fehlen, was wieder eine Übersäuerung im Gewebe zur Folge hat. Diese Reduzierung des Vitalstoffanteils führt zu einem Nährstoffmangel, der den Organismus in eine Art Notstandssituation bringt. Um die fehlenden Nährstoffe zu bekommen, sendet er ein Signal aus, in der Hoffnung, etwas Nachschub zu erhalten: Hunger!

Doch auch wenn das Wort »Hunger« meist negativ behaftet ist und die Angst davor, aufgrund von Nährstoffmangel Schaden zu nehmen, bei vielen groß ist, wollen wir hier doch kurz erwähnen, dass ein Resümee vieler Forscher inzwischen folgendes ist: »Unser Organismus verträgt den Mangel scheinbar besser als den Überfluss!« Also keine Angst vor manchmal auftretenden Hungergefühlen, diese sind gesünder als ein stetiges Sattheitsgefühl.

Nährstoffmangel und »leere Kalorien«

Die Unterversorgung mit Nährstoffen und säurepuffernden Mineralstoffen ist oft ein Grund dafür, dass sich der Körper nie wirklich »satt« fühlt. Klar, es fehlt ja an allen Ecken und Enden, um die Zellen ausreichend mit Vitaminen, Mineralstoffen und sekundären Pflanzenstoffen sowie essenziellen Fettsäuren (Letztere befinden sich in hochwertigen, kalt gepressten Pflanzenölen) zu versorgen. Bei Diäten wie FDH (»Friss die Hälfte«) oder Monodiäten (z. B. Kohlsuppen- oder Ananasdiät) wird die Vitalstoffversorgung halbiert oder durch Einseitigkeit nicht gut abgedeckt. Daraus entwickelt sich dann der immer wiederkehrende Hunger.

Noch schlechter sieht es aus, wenn wir vor allem versuchen, Hungergefühle mit sogenannten »leeren Kalorien« zu bekämpfen. Leere Kalorien ist die Bezeichnung für Nahrungsmittel-Kalorien, die neben der Energie aus Kohlenhydraten, Fetten und Proteinen keine oder nur wenige Vitalstoffe mitbringen. Spitzenreiter der »leeren Kalorien« sind vor allem Weißmehlprodukte, Zucker, Alkohol, Fertigprodukte und fettige Snacks. Wird der Hunger ständig mit diesen Nahrungsmitteln gestillt, so bleibt der Schrei nach Vitalstoffen und somit der Hunger stetig bestehen.

Abnehmen mit Sättigungsgarantie

Essen wir dagegen ausreichend Vitalstoffe, erhalten die Zellen ihre notwendigen Helfer wie z. B. Vitamin C für das Immunsystem, Magnesium für Muskulatur- und Nervenfunktionen oder Omega-3-Fettsäuren als Baustein für Zellmembranen. Die Liste dessen, wofür der Körper diese Vitalstoffe benötigt, ist schier unendlich, wodurch schnell klar wird, dass bei einer Unterversorgung das Notfallsignal »Hunger!« ausgesendet wird. Obst, Pilze, Nüsse, aber vor allem Gemüse und Sprossen haben eine hohe Nährstoffdichte.

Sie erinnern sich, »dicht an Nährstoffen« heißt, es sind wahre Vitalstoffbomben zum kleinen Kalorienpreis. Und genau hier, neben dem Effekt der Entsäuerung, zeigt sich die Stärke des Basenfastens bezüglich des Abnehmens. Basenfasten entsäuert und stoppt den Raubbau an alkalisch wirkenden Mineralien, versorgt den Körper mit vielen Vitalstoffen und füllt gleichzeitig die Mikronährstoffspeicher auf. Damit kommt es zu einem »satten« Gefühl, da kein Notstand, kein Mangel mehr in den Zellen vorhanden ist. Kurz gesagt: Basenfasten macht satt und lässt Sie strotzen vor Kraft durch eine gesunde Vitalstoffversorgung.

» Ich fülle meine Nährstoffspeicher auf und fühle mich dadurch schnell satt, da meine Zellen gut versorgt werden, indem ich vor allem Vitalstoffbomben in Form von Obst und Gemüse esse.«

Hunger- und Sättigungshormone

Eine ganze Reihe von Hormonen im Körper spielt eine entscheidende Rolle dafür, ob wir Hunger haben oder uns satt fühlen. Da wäre zum einen das Insulin, das nach der Nahrungsaufnahme vor allem von Kohlenhydraten, die den Blutzuckerspiegel ansteigen lassen, ins Blut abgegeben wird. Es führt zu einem Sättigungsgefühl und blockiert gleichzeitig die Bildung von Hungerstoffen. Vor allem zuckerhaltige Speisen und Weißmehlprodukte lassen das Insulin im Blut schnell steigen, da es nach dem Verzehr zu einem starken Blutzuckeranstieg kommt. Dadurch wird der Zucker sehr schnell in die Zellen geschleust, der Blutzuckerspiegel sinkt rasch. Darauf reagiert der Körper mit erneutem Hunger, damit wieder Zucker ins Blut kommt, um Organe, die darauf angewiesen sind, wie das Gehirn, mit Nachschub zu versorgen.

Weitere wichtige Hormone sind Ghrelin und Leptin. Ghrelin wird in der Magenschleimhaut freigesetzt und wirkt im Gehirn, wo es Appetit auslöst. Zusätzlich verlangsamt es die Fettverbrennung. Forscher fanden heraus, dass bei Übergewichtigen im Gegensatz zu Normalgewichtigen der Ghrelinspiegel nach dem Essen nicht absinkt, sondern weiter oben bleibt und somit ein Sättigungsgefühl verhindert. Sie fanden außerdem heraus, dass der Ghrelinspiegel bei radikalen Hungerdiäten steigt und dieser auch noch ein Jahr nach einer solchen Hungerkur hoch ist. Das könnte ein Grund für den Jo-Jo-Effekt sein, denn scheinbar zerstören viele Diäten über den Hormonhaushalt das natürliche Sättigungsgefühl. Stress und Schlafmangel erhöhen ebenfalls die Ghrelinausschüttung, was eine Erklärung dafür sein könnte, dass eben diese beiden Faktoren zu einer verlangsamten Fettverbrennung führen und somit Übergewicht fördern.

Leptin wurde lange Zeit als das »Appetitzügler-Hormon« gehandelt. Es wird vor allem von Fettzellen produziert und ausgeschüttet, wenn diese gut gefüllt sind. Interessanterweise trifft das aber nur bei Normalgewichtigen zu, wie jetzt jüngst herausgefunden wurde. Bei übergewichtigen Personen ist trotz einer hohen Leptinkonzentration im Blut kein appetitzügelnder Effekt zu beobachten. Vermutet wird, dass dabei eine Art Leptinresistenz den Wirkmechanismus bremst. Erste Forschungen weisen darauf hin, dass Bewegung, vor allem Ausdauersport, die appetitzügelnde Wirkung von Leptin wieder verbessern kann.

Unterm Strich heißt das also: Wer einem häufig wiederkehrenden Hunger oder gar einem schlechten Sättigungsgefühl entgegentreten will, sollte

- Nahrungsmittel, die schnell den Blutzuckerspiegel steigen lassen, meiden (also Nahrungsmittel und Getränke mit Zuckerzusatz, Weißmehlprodukte und Süßwaren)
- Stress und Schlafmangel aus dem Alltag verbannen,
- Crash-Diäten nicht als Mittel der Wahl zum Abnehmen benutzen und
- stetig einer sportlichen Aktivität nachgehen.

» Ich bringe Harmonie und Stabilität in meinen Hormonhaushalt, indem ich vor allem zuckerarm und zu geregelten Zeiten esse, Stress und Schlafmangel vermeide und körperlich aktiv bin.«

Hunger als »Schrei nach Liebe«

Neben allen biologischen und biochemischen Fakten wollen wir eines nicht vergessen: Hunger bzw. das Bedürfnis zu essen kann auch aus einer rein emotionalen Ecke kommen.

Sei es Frust oder das Fehlen von Zuwendungen und Liebe – nicht nur Hormone steuern unser Essverhalten. Wenn Sie spüren, dass ein anderes Bedürfnis hinter dem Hunger steckt und Sie dennoch zum Essen greifen, verurteilen Sie sich nicht. Allein die Tatsache, dass Sie dies in jenem Moment erkannt haben, ist schon der erste Schritt zur Veränderung. Wenn Sie herausfinden wollen, ob Sie gerade ein Opfer unerfüllter Lebensumstände sind, dann machen Sie für einige Zeit folgende Übung: Jedes Mal, wenn Sie den Impuls verspüren, ins Schokoladenfach zu greifen oder in die Küche zum Kühlschrank zu laufen, halten Sie einen Moment inne. Schließen Sie kurz die Augen, atmen Sie einmal bewusst ein und aus und fragen Sie sich: Wonach hungert mich gerade wirklich?

Erwarten Sie jetzt nicht, dass Sie sofort eine Antwort bekommen. Es kann aber gut sein, dass das ein oder andere Bild in Ihnen aufsteigt: eine liebevolle Umarmung, Sie in einer Runde fröhlicher Menschen, Sie beschützt von Ihren Eltern oder was auch immer.

Auch wenn Sie dadurch Ihre aktuelle Lebenssituation nicht verändern können, haben Sie doch die Möglichkeit, an diesem »Ersatzessen« etwas zu verändern, indem Sie sich sagen: »Okay, ich will jetzt eigentlich gar nichts essen.« Wenn Sie Ihr wahres Bedürfnis, das dahintersteht, erkennen, haben Sie die Chance, dafür zu sorgen, dass es – vielleicht nicht sofort, aber auf lange Sicht – befriedigt wird.

Machen Sie diese Übung während des Programms am besten jeden Tag, vor allem dann, wenn Sie wissen, dass bei Ihnen das Essen oft als Ersatzhandlung dient. Das kann sehr erhellend wirken und erstaunliche Veränderungen auslösen. Bleiben Sie dran!

Typgerecht ab**nehmen**

Das Basenfasten ist grundsätzlich für jeden von uns geeignet, um damit vitalstoffreich, gesund und natürlich abzunehmen – denn im Prinzip ist es das Essen von Obst und Gemüse, und das tut jedem Menschen gut. Auch die Motivations-Strategien (Seite 132) sind für jeden geeignet. Dennoch sind wir nicht alle gleich und haben somit verschiedene Vorlieben, Abneigungen, Verträglichkeiten und Dinge, die uns weniger guttun. Um Ihr 4-Wochen-Programm so zielgerichtet wie möglich zu gestalten, ist es sinnvoll, ein wenig genauer hinzuschauen, welcher Basenfasten-Typ Sie sind. Dadurch bekommen Sie passende Tipps an die Hand, die Ihnen zusätzlich beim Abnehmen helfen können.

Wenn Sie den Selbsttest (Seite 54) ausgefüllt haben, zählen Sie nach, welchen Typ Sie am häufigsten angekreuzt haben. Wenn sich ein klares Bild ergibt, weil Sie überwiegend einen Typ angekreuzt haben, so beherzigen Sie am besten die Tipps, die wir für die reinen Typen beschrieben haben. Die meisten von uns sind allerdings Misch-Typen. Sie setzten sich meist aus zwei Typen zusammen. Sollte das bei Ihnen der Fall sein, dann lesen Sie sich erst die beiden Reinformen durch und dann die Beschreibung Ihres Misch-Typs. Damit erhalten Sie die idealen Zusatz-Tipps für Ihre Fastenkur. Sollten Sie bei allen dreien relativ ausgewogen Kreuze gemacht haben, so sind sie ein Misch-Typ mit den besten Voraussetzungen, denn Sie haben somit einen sehr ausgewogenen Körper und Geist, was Ihnen die Fastenkur leicht machen wird. Dennoch können Sie sich als Dreier-Typ aus den unterschiedlichen Kategorien noch Tipps holen, die Sie besonders ansprechen.

Power-Typen sind Lust- und Genussesser

Die Entscheidung abzunehmen kommt daher häufig erst durch einen kleinen Anstoß von außen, zum Beispiel durch einen Hinweis vom Arzt, dass es für die Gesundheit zuträglich wäre, Pfunde zu verlieren. Doch ist erst einmal der Entschluss gefasst, gibt es für den Power-Typen kein Halten mehr. Er besitzt ein hohes Maß an Zielstrebigkeit, wenn er denn möchte. Dieser Typ bewegt sich auf ein Ziel hin, weil er sich ein positives Ergebnis in der Zukunft erhofft. Er wird von diesem Ziel angetrieben und motiviert. Der Power-Typ überbrückt Motivations-Löcher am besten, indem er sich sein Ziel vor Augen hält und stets an die Möglichkeiten im Leben denkt, die sich auftun, wenn er sein Ziel der Gewichtsabnahme erreicht hat. Ungeplante Ereignisse wie eine Grillfeier oder eine Einladung zu einer Party werfen die Power-Typen nur selten aus dem Konzept, wenn sie ihr Ziel klar definiert vor Augen haben. Um die Motivation hochzuhalten, eignen sich vor allem Zahlen und Fakten für diesen Typ, also die Passform des Hosenbundes oder die Zahl auf der Waage.

Die gesundheitlichen Hauptangriffs-Punkte des Power-Typs sind die Leber und die Galle, das Lymphsystem und das Herz-Kreislauf-System. Er ist vor allem anfällig, was erhöhten Blutdruck, Diabetes oder schlechte Blutfettwerte betrifft. Auch Sodbrennen kann ein Ergebnis des Lustessens sein. Er verträgt Rohkost in der Regel sehr gut und auch kalte Speisen sind für den Power-Typ wohltuend. Da er normalerweise nicht anfällig ist für übermäßiges Frieren, bieten sich auch von innen her kühlende Lebensmittel wie Zitrusfrüchte, Beeren, mediterrane Gemüsesorten und Tomaten gut an, um die »Hitze« des Körpers etwas zu dämpfen. Er tut zusätzlich gut daran, seine Leber- und Entgiftungsfunktion zu unterstützen, indem er vor allem Bitterstoffe, enthalten in z. B. Chicorée, Endiviensalat und Radicchio, zu sich nimmt.

Um die Gelüste im Zaum zu halten, die bei diesem Typ vor allem in Richtung »deftig« orientiert sind, eignen sich vor allem Gewürze und Kräuter, um den basischen Speisen etwas mehr Pfiff zu verleihen. Der Leberwickel ist für den Power-Typ besonders wichtig, um die Entsäuerung und den Stoffwechsel über die Leber zu optimieren. Beim Sportprogramm darf es gemäß des Namens auch ein bisschen mehr Power sein. Dieser Typ spürt gerne nach einer Bewegungseinheit, dass er wirklich etwas getan hat.

Gefühls-Typen sind oft Frustesser

Essen ist vor allem mit Gefühlen und Emotionen verbunden. Sie lieben gemütliches Beisammensein mit der Familie und Freunden und genießen in dieser Zeit auch das Essen besonders gerne. Außerdem funktioniert das Essen bei diesem Typ vor allem als Seelentröster. Basenfasten ist für den Gefühlstyp mit am schwersten durchzuhalten. Der Entschluss, abnehmen zu wollen, kommt bei diesem Typ vor allem aus der Emotion heraus, dass er sich in seiner Haut nicht mehr wohl fühlt. Sie bewegen sich gerne weg von einem schlechten Gefühl. Diese Motivation kann sehr hilfreich sein, um das Abnehmen weiter voranzutreiben. Allerdings ist die Motivation bei dem Gefühls-Typ stark abhängig von der aktuellen Stimmungslage.

Deswegen ist es für diesen Typ wichtig, das Basenfasten so angenehm wie möglich zu gestalten. Die Speisen sollten daher besonders schön angerichtet

Selbsttest: Welcher Basenfasten-Typ bin ich?

Kreuzen Sie in jeder Zeile (Augenfarbe, Haarfarbe ...) das passendste an und addieren Sie in der untersten Spalte die jeweiligen Kreuze bei den Typen.

	Power-Typ	Gefühls-Typ	Nerven-Typ
Augenfarbe*	■ braun	■ mittelblau/dunkelblau	■ hellblau/grau
Haarfarbe	■ braun/schwarz	■ mittelblond/blond/rötlich	■ aschblond/blond
Haarstruktur	■ dick/kräftig	■ mittelstark bis kräftig	■ fein/dünn
Hautfarbe	■ gelblich/braun	■ hell	■ sehr hell
Hautstruktur	■ grobporig/eher fettig	■ normalporig/Haut wirkt prall	■ feinporig/viele kleine Fältchen
Nase	■ groß und ausgeprägt	■ normal bis groß	■ fein und schmal
Zunge	■ dick und groß	■ dick und blass	■ schmal
Lippen	■ groß, ausgeprägt und rot	■ voll, rosig	■ schmal/Fältchen um den Mund
Immunsystem	■ hohe Abwehrkraft	■ mittlere Abwehrkraft	■ schwache Abwehrkraft
Temperatur	■ friert selten	■ wechselhaft	■ friert leicht
Geschmäcker	■ mag es deftig/würzig	■ mag es salzig	■ mag es süß
Esstyp	■ Lust-/Genussesser	■ Frustesser	■ Vernunftesser
Charakter-Züge	■ willensstark/zielstrebig/Neigung zu Aggression	■ gefühlsbetont/freudig und traurig/träge	■ ruhelos/sehr sensibel/Neigung zu Ängsten
Summe der Kreuze			

* Grüne Augen sind ein starker Hinweis darauf, dass Sie ein Misch-Typ sind.

werden und das Essen sollte den bevorzugten Geschmacksrichtungen entsprechen. Auch eine klare Planung des Tagesablaufs hilft diesen Typen dabei, nicht durch Launen oder schlechter Stimmung aus dem Konzept zu fallen.

Zusätzlich hilft es den Gefühls-Typen, wenn sie Mitstreiter haben. Am besten wäre es, wenn der Partner oder eine Freundin bei dem 4-Wochen-Programm zumindest teilweise mitmachte. Der Gefühls-Typ sollte feste Zeiten für Sport mit Trainingspartnern ausmachen, gemeinsame basische Kochabende mit einer Freundin planen und er sollte sein Umfeld darum bitten, ihn bei seinem Vorhaben zu unterstützen. Auch das Basenfasten in Gruppen oder in Fasten-Hotels spricht diesen Typ besonders an und hilft dabei, am Ball zu bleiben. Das »gute Gefühl«, sich selbst etwas Gutes zu tun und sich durch die verlorenen Pfunde besser zu fühlen, sind die Hauptmotivatoren für diesen Typ.

Die gesundheitlichen Hauptangriffs-Punkte des Gefühls-Typs sind vor allem die Haut und Schleimhäute, der Magen-Darm-Trakt und das Hormonsystem. Er ist vor allem anfällig für Verstopfungsneigung, trockene Haut, Allergien und hormonelle Störungen. Für diesen Typ sind vor allem fein duftende Speisen, die optisch anregend erscheinen, wichtig, die ein gutes Bauchgefühl entstehen lassen. Der Gefühls-Typ mag es salzig, dennoch sollte er sich während des Basenfastens beim Salz etwas zurückhalten, denn es kann den Wasserhaushalt stören. Stattdessen empfiehlt es sich, mit Kräutern zu arbeiten, wie z. B. Liebstöckel, oder vor allem Sesamsalz (Gomasio) zu nutzen. Auch das Würzen mit Sprossen macht diesem Typen besonders viel Spaß.

Da der Gefühls-Typ mit dem »Loslassen« von Sorgen und schlechten Gefühlen Probleme hat, ist es nicht verwunderlich, dass es auch im Darm zu Loslass-Schwierigkeiten kommen kann. Bei der Darmreinigung sollte er also besonders darauf achtgeben, dass sich der Darm danach wirklich frei und leer anfühlt. Wenn dem nicht so ist, kann gerne eine zweite Runde direkt im Anschluss folgen. Die geplanten Bewegungseinheiten sollen bei diesem Typ vor allem Freude machen und Spaß bereiten. Der Sport ist außerdem für den Gefühls-Typ sehr wichtig, denn die körperliche Betätigung erhöht den Spiegel der Glückshormone.

Erfolgsbericht eines Gefühls-Typen

Wie aus unserer Typenbeschreibung leicht zu ersehen ist, tun sich Menschen, die zu den Gefühls-Typen oder überwiegenden zu diesem Typ gehören, mit dem Abnehmen in der Regel am schwersten.

Seit zwei Jahren beschäftigen wir einen Studenten, 24 Jahre alt, in Teilzeit, der das stolze Gewicht von 123 kg auf die Waage brachte.

Über ein Jahr kam er zur Arbeit, ignorierte jedes Stück Obst und jeden Salat und jedes Gemüsegericht, das wir für unsere Blogbeiträge produziert und ihm auch immer wieder angeboten hatten. Noch nicht einmal Kirschen oder Himbeeren wollte er probieren. Jeden Mittag gab es weißen Reis und Pute, hin und wieder ein Nudelgericht.

Als es dann an seine Bachelor-Arbeit ging, Studiengang Kommunikationsdesign, haben ihn dann doch die Fotos ins-

piriert und er beschloss, ein Basenfasten-experiment zu machen. Über den Erfolg war er dann selbst erstaunt: 13,7 kg in 9 Wochen. Titel seiner Arbeit ist:
»Die Auswirkung des Basenfastens und basischer Ernährung auf den menschlichen Körper und dessen Vitalwerten«
Über mehrere Wochen hat er zwischen reinen Basenfasten-Wochen und basenreichen Wochen abgewechselt. 1 Woche Basenfasten, 3 Wochen basenreich, 1 Woche Basenfasten, 3 Wochen basenreich und nochmal 1 Woche Basenfasten. Anfangs hat er dabei auch Sport betrieben, inzwischen macht er das nicht mehr, hat aber sein Gewicht gehalten. Beim Essen hat er auf Bananensmoothie morgens und sonst Kartoffeln gesetzt, weil das so ziemlich die einzigen basischen Lebensmittel sind, die er mag. Sicher ist es für die optimale Versorgung mit Vitalstoffen sinnvoll, sich an unseren vielseitigen Rezepten zu orientieren, aber auch Gemüsemuffel können das Basenfasten durchführen.
Und jetzt? Obst und Gemüse isst er immer noch nicht gerne, weiß aber, worauf er achten muss, damit er seine neue Figur halten kann, vor allem dann, wenn er an Weihnachten am üblichen Familienleben teilnimmt.
Für alle Inkonsequenten ist seine Erfahrung sehr beruhigend, denn sie zeigt, dass man nicht jeden einzelnen Tipp in unserem Buch befolgen muss, um Erfolg zu haben. Jeder Mensch tickt anders und es gibt viele Menschen, für die es aufgrund ihrer Konstitution und gesundheitlichen Situation wichtig ist, konsequent nach diesem Buch vorzugehen.

Nerven-Typen sind selten übergewichtig

Da Nerven-Typen bei Stress und Frust eher dazu neigen, wenig oder nichts zu essen, und auch selten dem Lustprinzip folgen, werden reine Nerven-Typen eher weniger Gewichtsprobleme haben. Dennoch gibt es für keinen Typ eine »Schlankheits-Garantie«. Der Nerven-Typ hat vor allem großes Verlangen nach Süßem und wenn dazu noch hohe Stressbelastungen gepaart mit Schlafstörungen kommen, dann kann es auch bei diesem Typ zu ein paar überschüssigen Pfunden kommen. Er fühlt sich sehr schnell gestresst, gerät schnell unter Druck und ist häufig verunsichert. Erst wenn der Nerven-Typ von dem System des Basenfastens innerlich überzeugt ist, kann er wirklich loslegen. Worauf dieser Typ vor allem achten sollte, sind genügend Entspannungs-Einheiten und dass er das 4-Wochen-Programm in einer möglichst stressfreie Zeit im Leben absolviert. Massagen, Saunabesuchen und ausgedehnten Spaziergängen in der Natur tun diesem Typ besonders gut. Die Motivation beim Basenfasten hält der Nerven-Typ am besten aufrecht, wenn er sich während dieser Zeit viel Entspannung und Erholung gönnt.

Die gesundheitlichen Hauptangriffs-Punkte des Nerven-Typs sind die Nerven (wie der Name schon sagt), die Knochen, die Nieren und die Muskulatur. Er ist vor allem anfällig für Muskelverspannungen, nervöse Verdauungsstörungen, Schlafstörungen, Nervenentzündungen und allgemeine Schmerzzustände. Rohkost und kalte Speisen kann dieser Typ am schlechtesten von allen vertragen. Der Hauptleitsatz für den Nerven-

Typ ist »Warm und stressfrei für Körper, Geist und Seele«. Er braucht viel Wärme, innerlich wie äußerlich. Dieser Typ sollte vor allem darauf achten, dass er stets warm genug angezogen ist während des Fastens und dass er häufig warme Körperanwendungen wie Basenbäder und Saunagänge in das 4-Wochen-Programm einplant. Auch wärmende Speisen wie Wurzelgemüse und Gewürze wie Ingwer, Kurkuma und Pfeffer sollten bevorzugt gegessen werden. Auch warme bzw. heiße Getränke (Wasser, verdünnter Tee) helfen dem Nerven-Typ, sich innerlich aufzuwärmen und zu entspannen.

Die typische »Nerven-Nahrung« sind bekanntlich Süßigkeiten, so verwundert es nicht, dass dieser Typ vor allem gerne süß isst. Das Frühstück mit süß schmeckenden Erdmandelflocken, süßlich schmeckende Rüben oder z. B. Mandelsplitter auf einem Gemüseeintopf sind für den Nerven-Typ der passende Ersatz, um die Gelüste nach Süßem zu stillen. Was die Bewegung angeht, so sollte dieser Typ vor allem auf den zusätzlichen Entspannungswert seiner körperlichen Betätigung achtgeben. Ausgedehnte Walkingtouren oder Yoga-Einheiten sind für den Nerven-Typ zusätzlicher Stressabbau.

Power-Nerven-Misch-Typ

Dieser Typ kann mit Power und Kraft in den Fastentag starten, aber kann dann auch innerhalb von Minuten in Hektik, Unruhe und Unsicherheit verfallen. Wenn der Poweranteil überwiegt, so wird es wenige Sequenzen in der Fastenkur geben, in denen er über ein Abbrechen nachdenkt, denn die Stärke, am Ball zu bleiben, ist dann sehr hoch. Allerdings kann die Lust auf Leckereien besonders groß werden, wenn er sich durch den Alltag, schlechte Nachrichten oder ähnliches gestresst fühlt. Dieser Typ sollte darauf achten, dass er neben einer guten Leberentlastung zusätzlich ein Sportprogramm absolviert, das ihn erst fordert und danach in die Entspannung bringt. Power-Yoga mit entspannenden Endsequenzen oder Joggen mit anschließend ruhigem Spaziergang zurück nach Hause wirken besonders gut auf die Stimmung dieses Typs. Überwiegt der Nervenanteil, so sollte bei aller verspürten inneren Kraft darauf geachtet werden, dass genügend Ruhezeiten während der Fastenkur eingeplant werden. Was die Speisen während der Fastenkur betrifft, so ist es für diesen Misch-Typ besonders wichtig, dass er täglich die Geschmackrichtungen »süß« und »deftig« bekommt. Das pfiffige Würzen, z. B. mit Curry, vereint beide Geschmäcker gleichzeitig und ist damit besonders wohlschmeckend für den Power-Nerven-Mischtyp.

Gefühls-Nerven-Misch-Typ

Dieser Misch-Typ tut gut daran, sein 4-Wochen-Programm sorgsam im Vorfeld zu planen. Denn hochkochende Emotionen gepaart mit empfundenen Stress kann diesen Typ schnell aus der Abnehm-Bahn werfend. Die Fastenkur lässt sich bei dem Gefühls-Nerven-Misch-Typ am besten absolvieren, wenn er jedem Tag klare Strukturen verpasst und genügend Erholungszeiten einplant. Überwiegt der Gefühlsanteil, dann hilft es sehr, sich Zwischenziele zu setzen, bei denen dieser Typ sich mit einem kleinen Geschenk selbst belohnt, z. B. einem neuen T-Shirt oder einem schon lange geplanten Tagsausflug. So bleiben schlechte Gefühle nicht lange bestehen, sobald man sich das Zwischenziel vor Augen führt. Ist der Nervenanteil größer, dann sollte dieser Typ darauf achten, sich nicht zu sehr mit Terminen wie Verabredungen zum Sport zu überfrachten. Auch das Vorkochen von Speisen kann bei diesem Typ hilfreich sein, sodass er nicht in Hektik gerät und entspannt mit guten Gefühlen durch den Tag kommt. Wenn also eine Suppe auf dem Speiseplan steht, so kann dieser Typ gern gleich zwei Portionen davon kochen, wodurch der kommende Tag einen »To-do-Punkt« weniger auf der Liste hat.

Power-Gefühls-Misch-Typ

Dieser Typ hat es, was das Essen betrifft, oft nicht leicht. Er vereint Lust- und Genussessen zusammen mit Frustessen. Im Klartext heißt das: Dieser Typ isst allgemein sehr gerne. Deswegen neigt dieser Typ besonders häufig zu Übergewicht. Doch die gute Nachricht ist: Er hat auch beide Stärken der jeweiligen Typen in sich, die ihm beim Abnehmen helfen können. Da ist die Willenskraft des Power-Typs und noch dazu das Gefühl, sich in Zukunft nicht nur von Zahlen auf der Waage, sondern auch von dem Wohlgefühl des schlanken Körpers motiviert durch das 4-Wochen-Programm tragen zu lassen.

Überwiegt der Poweranteil, so sollte dieser Typ neben der Leberunterstützung mittels Leberwickel auch entspannende Basenbäder und entlastende Massagen wie eine Honigmassage in die Fastenkur mit einplanen. Die wohltuenden Körperanwendungen bedienen neben der Entgiftung auch noch den Gefühlsanteil, sich etwas Gutes zu tun.

Ist der Gefühlsanteil stärker ausgeprägt, dann sind für diesen Typ vor allem fein gewürzte und sehr ansprechende Speisen wichtig. Das Ausprobieren von noch unbekannten Gewürzen und Kräutern sowie das Verfeinern von Mahlzeiten mittels Sprossen und Samen erhalten die Lust am basischen Essen.

Sollte es zu einem Notfall kommen hinsichtlich Genussbedarf oder Essverlangen durch Frust, so kann dies mit zwei zugekniffenen Augen durch 2–3 Mandeln oder ein paar Oliven als Zwischenmahlzeit überwunden werden. Doch Achtung, das ist ein ganz klarer Notfall-Plan und sollte nur in Ausnahme-Situationen genutzt werden. Besser wäre, in der Zeit des 4-Wochen-Programms für diese Situationen Alternativen zu entwickeln, wie z. B. Atemübungen, ein kleines Work-Out oder eine Tasse Tee, um die Verlangen zu stillen.

Typ-gerecht den Stoffwechsel ankurbeln

Um noch mehr zu verdeutlichen, dass Basenfasten nicht nur entsäuernd und gesundheitsfördernd wirkt, sondern auch der optimale Weg ist, um vitalstoffreich und einfach abzunehmen, stellen wir Ihnen hier die basischen Stoffwechsel-Hits in der Küche vor. Keine Sorge, es sind keine seltenen Gewürze, schwer zu bekommende Knollen oder Spezialbeeren aus dem tibetischen Hochland. Es sind allgegenwärtige und Ihnen vermutlich sehr gut bekannte Lebensmittel, bei denen Sie vielleicht gar nicht vermutet hätten, dass sie wahre Wunderpakete in Sachen Stoffwechsel- und Gesundheitsförderung sind. In Klammern finden Sie jeweils die Angabe, für welchen Typ sie besonders gut geeignet sind (P = Power-Typ; G = Gefühls-Typ; N = Nerven-Typ).

Sirtuin-Aktivatoren

Sirtuine sind spezielle Enzyme in unserem Körper. Diese Enzyme sind an einer ganzen Reihe von Körpervorgängen beteiligt, wie z.B. der Temperaturregelung, beim Alterungsprozess, bei der Regelung des Insulinhaushaltes und auch im Stoffwechsel. Neueste Erkenntnisse weisen darauf hin, dass wir vor allem durch den Verzehr von sekundären Pflanzenstoffen die Sirtuine, die den Stoffwechsel ankurbeln, aktivieren können. Daneben steigern sie die Immunabwehr und verlangsamen den Alterungsprozess. Beim Basenfasten nehmen Sie Sirtuin-Aktivatoren vor allem über diese Stoffwechsel-Hits zu sich:

- Brokkoli (P, G, N)
- Zwiebeln (P, G)
- Auberginen (P)
- Kohlsorten (G, N)
- Heidelbeeren und Himbeeren (P, G)
- Äpfel (P, G, N)
- Orangen und Zitrusfrüchte (P, G)
- Olivenöl (P, N)
- Chili (P, N)

Erfolgsbericht eines Power-Gefühls-Misch-Typs

Auf der Tourismusmesse in Stuttgart kam eine Frau auf mich zu und erzählte mir begeistert von ihren Erfahrungen mit dem Basenfasten zur Gewichtsabnahme. Das war, kurz bevor dieses Buch fertiggestellt wurde, und sie hat mir freundlicherweise erlaubt, ihr Feedback in diesem Buch zu veröffentlichen:

»Ich habe vor zweieinhalb Jahren mit dem Rauchen aufgehört. Daraufhin habe ich ziemlich zugenommen, obwohl ich nicht mehr gegessen habe als sonst. Ich habe insgesamt 18 kg zugenommen. Im Nationalpark-Hotel Schliffkopf habe ich das Basenfasten nach Wacker kennengelernt. Zuhause habe ich mir die Basenfasten-App heruntergeladen, Bücher gekauft und losgelegt. Das war im Juni 2018. Am dritten Tag habe ich wahnsinnige Kopfschmerzen gehabt. Ich erlaube mir seitdem trotzdem jeden Tag, zwei Espresso zu trinken. Ich trinke 2,5–3 Liter Wasser am Tag. Ende Oktober 2018 habe ich schon 14 kg weniger gewogen. Meine Gelenkschmerzen sind weg. Ich fühle mich richtig wohl, habe eine super Haut. Es tut mir einfach gut. Ich hatte nicht ein einziges Mal Heißhunger. Diesen Erfolg habe ich dieser Ernährungsumstellung zu verdanken.«

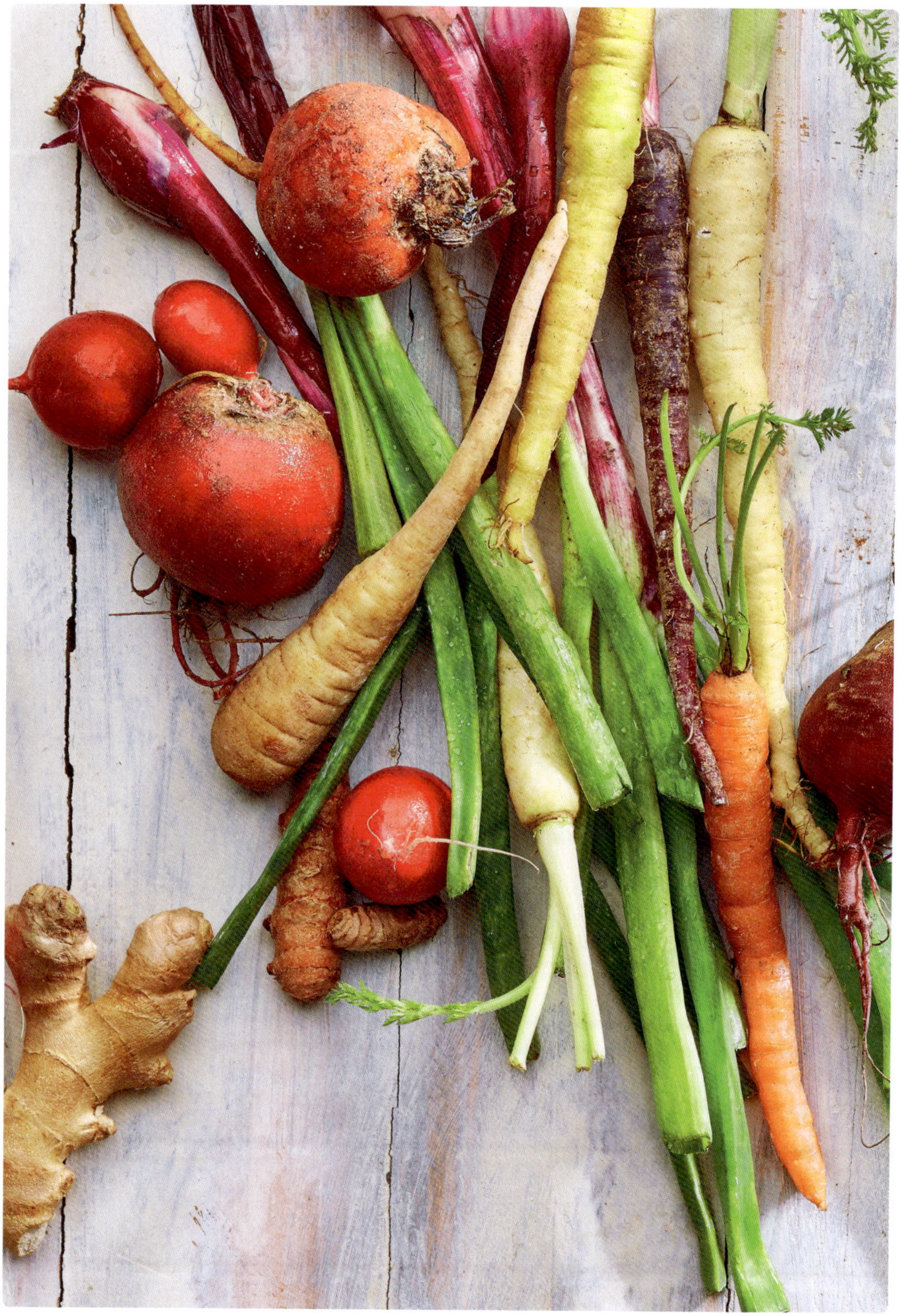

Leber-Entgifter

Unsere Leber ist einer der Dreh- und Angelpunkte für einen funktionierenden Stoffwechsel. Zu viel Zucker, ein Übermaß an Fruchtzucker und tierischen Fetten, Alkohol, Medikamenten usw. können sie überlasten und überfordern. Dann verschlechtert sich die Leberfunktion, was am Ende den Stoffwechsel verlangsamt und Fetteinlagerungen in der Leber selbst und dem gesamten Körper fördert. Um die Leber zu unterstützen und damit das Abnehmen zu erleichtern, sind diese Stoffwechsel-Hits genau das Richtige:

- Karotten (P, G, N)
- Endiviensalat (P)
- Radicchio (P)
- Chicorée (P, G)
- Brokkoli (P, G ,N)
- Rote Bete (G, N)
- Zitronen (P, G)
- Grapefruits (P, G)
- Avocados (G, N)
- Walnüsse (P, G, N)
- Oliven (P, G, N)

Fett-Verbrenner

Beim Abnehmen sollte es vor allem um eines gehen: vitalstoffreich, gesund und vor allem langanhaltend Körperfett verlieren. Das bloße Reduzieren von Kilos auf der Waage heißt noch lange nicht, dass Sie wirklich das abnehmen, was wirklich weg soll. Damit Sie während des 4-Wochen-Programms so wenig wie möglich an Muskulatur verlieren, ist ein ausgewogenes und am besten täglich abgehaltenes Sportprogramm das A und O. Damit erhalten Sie Ihre Muskeln bzw. bauen diese im besten Falle noch auf, was das Erhalten Ihres Abnehmerfolgs massiv unterstützt.

Neben der Bewegung gibt es zudem auch noch Lebensmittel, die dem Körperfett durch ihre Inhaltsstoffe an den Kragen gehen. Unsere Stoffwechsel-Hits hierzu sind:

- Brokkoli (P, G, N)
- Zitrusfrüchte (P, G)
- Äpfel (P, G, N)
- Avocados (G, N)
- Mandeln (P, G, N)
- Walnüsse (P, G, N)
- Ingwer (P, G, N)
- Chili (P, G)
- Zimt (P, G, N)
- Leinsamen (P, G)

» Ich unterstütze meinen Stoffwechsel, indem ich in meine Ernährung stoffwechselaktivierende Lebensmittel einbaue.«

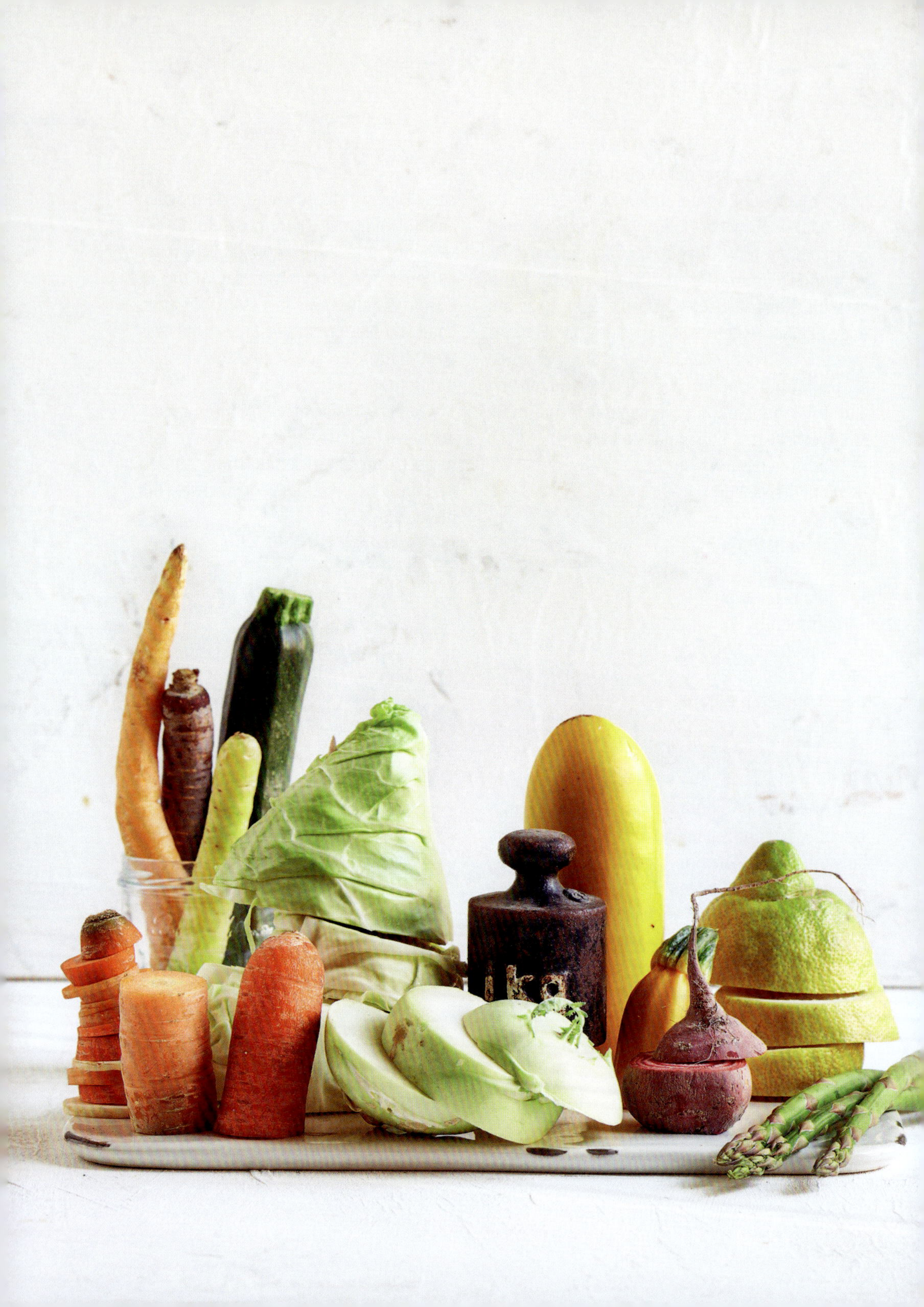

ABNEH MEN

Schlank mit Basenfasten

Das 4-Wochen-Programm

Wie sieht nun das basische Abnehmprogramm aus? Unser Programm besteht aus drei Etappen: Die erste Etappe ist eine Woche basenreich Ernährung. Das heißt, in der ersten Woche ernähren Sie sich basenreicher als bisher, aber dennoch sind einige Säurebildner noch vorgesehen. Danach folgen zwei Wochen reines Basenfasten. In dieser Zeit essen Sie zu 100% basisch. Und in der dritten Etappe, also in der vierten Woche, stellen Sie Ihre Ernährung langsam wieder auf eine basenreiche Kost um, die aber nicht mehr nur Basenbildner enthält, sondern auch wieder – natürlich am besten gute – Säurebildner erlaubt:

1. Etappe: erste Woche basenreich
2. Etappe: zweite und dritte Woche Basenfasten
3. Etappe: vierte Woche basenreich

Was auch immer Sie sich als langfristiges Abnehmziel vorgenommen haben, 5 oder 10 oder sogar mehr Kilos, atmen Sie jetzt erst einmal tief ein und aus. Schließen Sie dabei die Augen und stellen Sie sich vor, wie Sie nach diesen vier Wochen aussehen wollen, wie Sie sich fühlen wollen, und welche Jeansgröße Ihnen passen soll.

Sagen Sie sich: »Ich kann das und ich schaffe das!« – denn das tun Sie auch!

Und jetzt kommt etwas sehr wichtiges: Sagen Sie sich, dass Sie in diesen vier Wochen sehr achtsam mit sich umgehen werden. Das bedeutet auch, dass es sein kann, dass Sie nach ein oder zwei Wochen aufhören wollen oder müssen und diese Kur zu einem späteren Zeitpunkt wiederholen wollen. Gehen Sie nicht mit sich ins Gericht, wenn das passiert. Damit Sie sich wieder wirklich wohl in ihrer Haut fühlen können, ist es sehr von Bedeutung, dass Sie sich selbst nicht für Unzulänglichkeiten bestrafen. Nur wenn Sie sich selbst annehmen, können Sie auch Ihr Wunschgewicht wieder erreichen.

Das klingt jetzt vielleicht seltsam für Sie, aber diese Denkweise ist Bestandteil jeder spirituellen Tradition und, wie wir meinen, zu recht.

» Wir hören immer: Du bist, was du isst. Aber es gilt eben genauso: Du bist, was du denkst.

Natürlich trägt es zu unserem Gewicht bei, was wir genau essen, wie wir uns bewegen und wie wir uns entspannen. Aber unsere Gedanken und unser inneres Selbstbild leiten täglich unsere Gefühle und somit auch unsere Entscheidungen, was wir tun und auch essen. Wenn wir ein gesundes und vitales Selbstbild von uns haben, werden wir uns automatisch besser fühlen und uns auch wie ein vitaler und gesunder Mensch im Umgang mit Ernährung und Bewegung verhalten.

Natürlich werden Sie besonders stolz auf sich sein, wenn Sie diese vier Wochen durchhalten, und das wünschen wir Ihnen sehr. Wenn Sie ein Gefühls-Typ sind oder ein Misch-Typ mit großen Gefühlsanteilen, gehört das Nicht-immer-durchhalten-Können aber auch zu Ihrem Wesen. Gehen Sie einfach so weit mit, wie Sie können, und nehmen Sie an, dass Durchhalten vielleicht nicht immer Ihre größte Stärke ist. Dafür haben Sie andere Stärken. Suchen Sie sich eine Freundin, die mitmacht, oder teilen Sie Ihre ersten Erfolge Ihren Freunden mit, damit die Sie anfeuern können. Davon abgesehen ist es für Sie wichtig, dass Sie sich auch für die kleinen geschafften Etappen loben. Selbst wenn Sie nur die erste Etappe schaffen und aus dieser Etappe das ein oder andere basische Ritual in Ihren Alltag übernehmen können, ist das schon ein Erfolg. Denken Sie immer daran, es geht hier nicht um diese 4 Wochen, die zu absolvieren sind. Es geht um den langfristigen Erfolg.

Wenn Sie ein Power-Typ sind, der wenig andere Typ-Anteile hat, dann ziehen Sie das Ding hier ohnehin durch. Dann geht es für Sie eher darum, einzusehen, dass Schlanksein keine Angelegenheit von 4 Wochen ist, sondern ein grundsätzliches Umdenken erfordert, in Ihrem Fall: Ich kann das Leben auch in vollen Zügen genießen, wenn ich nicht im Überfluss lebe.

Sollten Sie ein Nerven-Typ sein, dann ist die Achtsamkeit bezüglich Ihres Wohlbefindens während des Programms besonders wichtig. Sollten Sie nach der ersten Woche bemerken, dass Sie noch nicht bereit sind für das reine Basenfasten, dann verlängern Sie das Programm einfach ein wenig und führen die basenreiche Anfangszeit so lange aus, wie es für Sie stimmig ist. Für Sie ist es wichtig, darauf zu achten, nicht in Panik und Stress zu geraten, um langfristig erfolgreich abzunehmen.

Sind Sie ein Misch-Typ, kommt es darauf an, wo genau Ihre Schwachpunkte sind (siehe Kapitel Typgerecht abnehmen, Seite 52) und diese auch anzunehmen und zu beherzigen. Jeder, wirklich jeder, kann einen gesunden und basenreichen Alltag leben – auf seine eigene und achtsame Weise.

Der Überblick über Ihr 4-Wochen-Programm (Seite 66) macht es Ihnen leicht, auf einen Blick zu wissen, was an dem jeweiligen Tag besonders beherzigt werden sollte. Nähern Sie sich täglich mehr und mehr den Basics (Seite 14) und den 10 goldenen Wacker-Regeln (Seite 26). Ab dem Start der zweiten Woche sollten Sie diese nämlich alle täglich (außer die Darmreinigung) einhalten.

Ihr 4-Wochen-Programm im Überblick

Tag	Basics/Regeln/Besonderheiten	Frage des Tages
1. Etappe: eine Woche basenreich ernähren		
1	Basic: Motivation Ziele festlegen (Seite 39)	Was ist mein Abnehmziel?
2	gute Säurebildner in kleinen Mengen »saure Rituale« bewusst aus dem Alltag streichen	Wie gestalte ich meine 3 Mahlzeiten basenreich und gesund (80 % basisch, 20 % sauer)?
3	Obst und Gemüse in Hülle und Fülle basisches Umfeld schaffen (Kühlschrank, Familie darauf einstimmen)	Wie klappt es mit den basenreichen Rezepten im Alltag?
4	Obst und Gemüse – auch mal was Neues ausprobieren	Welches Obst und Gemüse möchte ich ausprobieren, um mehr Kreativität in meine basische Küche zu bekommen?
5	Basic: trinken Ab heute keine koffeinhaltigen Getränke mehr	Was trinke ich anstatt Kaffee, Schwarztee und Grüntee?
6	Basic: trinken Trink-Routinen über den Tag einbauen	Wie geht es mir ohne Koffein?
7	3 Mahlzeiten – die letzte um 18 Uhr keine Snacks mehr zwischendurch und lange Nachtpausen für den Darm	Wann sind die besten Uhrzeiten für mich, wann ich mein Frühstück, Mittagessen und Abendessen zu mir nehme?
2. Etappe: Basenfasten für 2 Wochen		
8	Start ins Basenfasten – Darmreinigung steht heute auf dem Plan.	Wann mache ich meine erste Darmreinigung – lieber morgens oder abends?
9	Der Rezeptcheck: Stellen Sie sich schon mal einen 100 % basischen Essensplan für die nächsten Tage auf. Trotzdem wichtig: Fragen Sie sich jeden Tag, auf was Sie heute Lust haben.	Auf welche basischen Gerichte habe ich besonders Lust?
10	Raus aus den Puschen. Spätestens jetzt gilt: täglich mindestens eine dreiviertel Stunde Bewegungsprogramm	Was bewegt mich heute?
11	Heute steht noch mal eine Darmreinigung an. Sie puscht Ihren Erfolg!	Alles bereitgelegt für die Reinigung?
12	Schlaf ist so wichtig, besonders beim Basenfasten, damit der Körper nachts in Ruhe entsäuern kann.	Planen Sie genügend Zeit für Ihre nächtliche Erholung ein?
13	Der Darm hat keine Zähne. Kauen Sie daher gründlich.	Wie viel Zeit benötigen Sie, um eine kleine Portion Karottensalat zu essen?

Tag	Basics/Regeln/Besonderheiten	Frage des Tages
14	Endspurt der ersten Basenfastenwoche. Heute ist wieder eine Darmreinigung dran.	Haben Sie die Darmreinigung für heute Abend eingeplant?
15	Auch wenn basische Desserts nicht vorgesehen sind, gibt es Möglichkeiten, die Lust auf Süßes einzudämmen.	Was tun bei Lust auf Süßes?
16	Hilfe, meine beste Freundin hat sich zum Prosecco eingeladen.	Können Sie nein sagen, wenn Ihre Freunde Sie sauer verführen wollen?
17	Standgehalten. Wieder in der Spur. Das ist gerade noch mal gut gegangen.	Haben Sie sich selbst gebührend gelobt, dass Sie so gut waren?
18	Die richtigen Portionsgrößen sind für den Erfolg des 4-Wochen-Programms wichtig.	Können Sie sich nicht bremsen beim Essen?
19	Wenn die Lust auf etwas Deftiges Sie überfällt, sind Sie vermutlich ein Power-Typ.	Plötzlich Lust auf was Deftiges ?
20	Jetzt kann ich so langsam mal meine eigenen Rezepte kreieren.	Was sind Ihre ersten eigenen basischen Rezepte?
21	Fast geschafft! Heute ist der letzte Basenfastentag. Sie können richtig stolz auf sich sein!	Freuen Sie sich auf die ersten Säurebildner oder wollen Sie noch einige Tage 100% basisch leben?
3. Etappe: eine Woche basenreiche Kost		
22	ab heute wieder basenreich: also 80% Basenbildner und 20% gute Säurebildner auf dem Teller	Welche Säurebildner möchte ich wirklich essen und worauf kann ich noch sehr gut verzichten?
23	Basic Motivation: beim Endspurt nochmal volle Fahrt aufnehmen und Ziele klar im Auge behalten	Wie steht es um meine Motivation?
24	Stoffwechsel-Booster-Tag: heute gezielt stoffwechsel-aktivierende Lebensmittel auswählen	Welche Lebensmittel, die den Stoffwechsel anregen, möchte ich langfristig in die Ernährung einbauen?
25	Bewegung, Bewegung, Bewegung: Sport in den Alltag integrieren	Wie stelle ich mir mein Sport-Programm für die Zukunft vor?
26	Basischer Alltag: überlegen, welche Lieblingsgerichte aus der Vergangenheit kreativ basisch gestaltet werden können	Welche Lieblingsgerichte kann ich basisch gestalten, um in Zukunft nicht darauf verzichten zu müssen?
27	Wohlfühl-Tag: gezielt Entspannungs-Einheit einplanen für den heutigen Tag	Was brauche ich, um mich zu entspannen und langfristig Stress abzubauen?
28	Krönender Abschluss: königlich basisch genießen und die basische Zukunft gezielt planen (Seite 136)	Wie möchte ich meine schlanke und basische Zukunft gestalten?

Erste Etappe: 1 Woche basenreich

Und nun geht es direkt los. Freuen Sie sich auf die entlastende Zeit, in der Sie ungesunde Ernährungsgewohnheiten hinter sich lassen. Gleichzeitig ist diese Woche auch eine behutsame Vorbereitung auf die zwei Basenfastenwochen.

Deshalb schauen wir uns zunächst einmal Ihren Kühlschrank an. Auch dieser sollte basisch sein, um Ihnen das Leben zu erleichtern. Da in dieser Woche noch 20 % Säurebildner vorgesehen sind, sind Käse und Milchprodukte auch ok. Die meisten Säurebildner können Sie in der ersten Woche noch einbauen. Nur nachkaufen sollten Sie davon nichts mehr.

Und jenseits des Kühlschranks? Alles, was in Sicht- und Reichweite sauer ist, sollten Sie jetzt aus Ihrem Blickfeld verbannen. Dies gilt besonders dann, wenn Sie ein Gefühls-Typ (Seite 53) sind, der sich leicht verführen lässt. Anstelle der sauren Verführer wie z. B. Süßigkeiten richten Sie sich jetzt Ihre Küche ansprechend basisch ein, sodass Sie richtig Lust bekommen, nur noch die basischen Schlankmacher zu essen.

Folgende Säurebildner empfehlen wir in den basenreichen Wochen:

- Vollkorngetreide und Produkte aus Vollkorn der verschiedenen Getreide- und Pseudogetreidesorten wie Weizen, Dinkel, Gerste, Hafer, Reis, Mais, Hirse, Einkorn, Kamut, Buchweizen, Quinoa und Amaranth
- Hülsenfrüchte (Soja, Erbsen, Kichererbsen, Linsen etc.)
- »saure« Gemüse wie Spargel, Artischocken und Rosenkohl
- »saure« Nüsse wie Pinienkerne, Cashewkerne, Haselnüsse, Pecannüsse
- Käse und Milchprodukte aus Kuh-, Schaf- und Ziegenmilch
- Fisch und Eier
- Essig für Salatdressings
- Honig, Ursüße, Melasse und ähnliche »gesunde« Süßungsmittel in kleinen Mengen

Auf folgende Säurebildner sollten Sie während des gesamten 4-Wochen-Programms auf jeden Fall verzichten:

- Weißmehlprodukte wie Nudeln, Brötchen, Kuchen, süße Teilchen
- Zucker und zuckerhaltige Produkte aus raffiniertem Zucker
- Fleisch, Wurst und Schinken
- Schmelzkäse, Fruchtjoghurt oder Früchtequark, Wurst sowie sämtliche Fertigprodukte (Diese Empfehlungen sprechen wir aus, weil wir vermeiden wollen, dass Sie Zusatzstoffe wie Emulgatoren Aromastoffe Geschmacksverstärker und Ähnliches in diesen Wochen verzehren.)
- Alkohol
- Limonaden, Cola, Energydrinks

Wenn Sie sich zum ersten Mal mit basenreicher Ernährung und Basenfasten beschäftigen, dann mangelt es in Ihrer Küche sicher an so manchem basischen Lebensmittel, das Sie für die nächsten Wochen benötigen. Daher haben wir eine Einkaufsliste für Ihre basische Grundausstattung (Seite 70) erstellt.

Dann benötigen Sie noch folgende Gewürze und Kräuter:

- Zimt
- Kurkuma, gern auch der frische Wurzelstock (aus Bioläden und Asia-Läden)
- schwarzer Pfeffer, ganze Körner
- Chilischote
- Kreuzkümmel
- Ingwer, am besten der frische Wurzelstock
- Koriander, die ganzen Körner
- Petersilie
- Basilikum
- Oregano

Schauen Sie sich die Rezepte an und suchen Sie sich Ihre Rezepte für die erste Woche aus. Wie das geht? Wählen Sie spontan die Rezepte aus, die Sie auf den ersten Blick ansprechen.

Obst, Salat, Gemüse und Pilze der Saison immer nur für zwei Tage im Voraus kaufen: Da wir vor allem auf Genuss und einen hohen Vitalstoffgehalt achten, damit Ihr Programm ein voller Erfolg wird, empfehlen wir Ihnen, die Zutaten wie Obst, Salate, Gemüse und Pilze am besten immer frisch zu kaufen. Sie müssen nun nicht täglich dreimal zum Supermarkt, aber achten Sie darauf, nur für zwei Tage im Voraus Ihren Vorrat aufzufüllen. So haben die Produkte keine langen Lagerungszeiten im Kühlschrank und Sie haben stets frische und wohlschmeckende Zutaten auf Ihrem Teller. Einkäufe auf dem Wochenmarkt bieten sich besonders gut an, um wirklich frische, regionale und saisonale Ware zu bekommen.

Was Sie sonst noch benötigen:

- einen Irrigator für Ihre Darmreinigung während der Basenfastenwochen
- eine Packung Basenbad-Pulver
- Wärmflasche für den Leberwickel

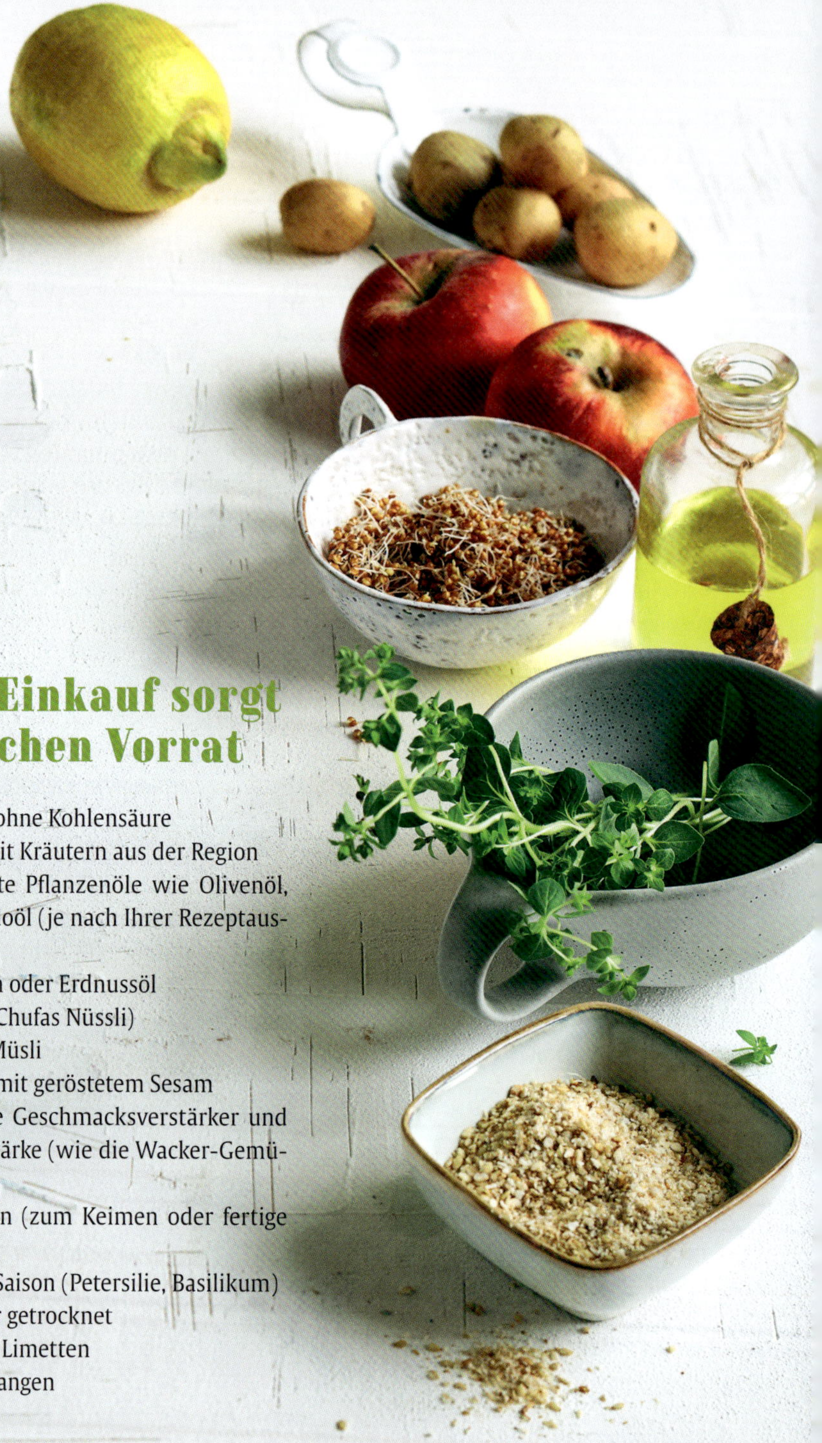

Ihr erster Einkauf sorgt für basischen Vorrat

- reines Quellwasser ohne Kohlensäure
- reine Kräutertees mit Kräutern aus der Region
- einige kalt gepresste Pflanzenöle wie Olivenöl, Haselnussöl, Avocadoöl (je nach Ihrer Rezeptauswahl)
- Olivenöl zum Braten oder Erdnussöl
- Erdmandelflocken (Chufas Nüssli)
- Wacker gekeimtes Müsli
- Gomasio – ein Salz mit geröstetem Sesam
- Gemüsebrühe ohne Geschmacksverstärker und ohne Zucker bzw. Stärke (wie die Wacker-Gemüsebrühe)
- Sprossenmischungen (zum Keimen oder fertige Sprossen)
- frische Kräuter der Saison (Petersilie, Basilikum)
- Oregano, frisch oder getrocknet
- einige Zitronen und Limetten
- Mandarinen und Orangen
- 1–2 Kilo Kartoffeln
- 1–2 Kilo Äpfel
- 1–2 Kilo Bananen

Tag 1: Der Start in eine basenreiche Zeit

Die gute Nachricht für heute ist: Ihr morgendlicher Kaffee oder Ihr Schwarztee oder grüner Tee stehen noch auf dem Programm. Versuchen Sie dazu aber schon einmal ein basisches Müsli (Seite 94), damit das Frühstück nicht ganz sauer wird. Mittags, wenn Sie vermutlich bei der Arbeit sind, sollten ein Salat oder einige Kartoffeln beim Mittagessen dabei sein, wenn Sie in der Kantine essen. Als Säurebildner wählen Sie eine kleine Portion der vorgeschlagenen Säurebildner (Seite 68) für dieses Programm.

Wenn Sie mittags zu Hause sind, gibt es folgenden Vorschlag: Ein Salat aus unserem Rezeptteil, der Saison hat, oder eines der Gemüsegerichte. Auch am Mittag ist noch eine Tasse Kaffee oder ein Espresso drin. Wenn Sie allerdings mehr als 3 Tassen Kaffee pro Tag trinken, sollten Sie die kommenden Tage dazu nutzen, den Kaffeekonsum auf maximal 2 Tassen pro Tag zu reduzieren.

Abends bereiten Sie sich ein Gemüsegericht aus dem Rezeptteil oder eine Gemüsesuppe zu. Die Rezepte im Buch sind alle rein basisch, also kann jedes Gericht noch etwas mit sauren Lebensmitteln zubereitet werden. Dennoch empfehlen wir, schon ab dem Tag 1, dass Sie mindestens einmal täglich rein basisch essen und die beiden anderen Gerichte sehr basenreich halten.

Rezepte aufpeppen

Beispiele, wie Sie aus den basischen Rezepten basenreiche Gerichte machen:

— Sommermüsli mit Himbeeren (Seite 94): Lassen Sie bei der Zubereitung eine Banane weg und toppen Sie die Bananenscheiben mit jeweils 2 EL Quark pro Portion.
— Herbstmüsli mit Birnen (Seite 94): Lassen Sie bei der Zubereitung eine Birne weg und mischen Sie das Obst mit 3 EL Hirseflocken.
— Babyspinatsalat mit Wassermelone (Seite 98): Sie könnten die Wassermelone weglassen und zu einer Portion Salat eine kleine Scheibe Vollkornbrot essen.
— Bunter Karottensalat (Seite 83): Nehmen Sie zwei Karotten weniger und toppen Sie jeweils eine Portion des Salates mit 2 EL körnigem Frischkäse.
— Avocado-Gazpacho mit Ochsenherztomaten (Seite 109): Bereiten Sie die Gazpacho zu und teilen Sie diese auf 3 anstatt 2 Suppenschalen auf. Dann können Sie pro Portion eine kleine Scheibe Vollkornbrot dazu genießen.
— Karottensuppe für alle Jahreszeiten (Seite 110): Teilen Sie die Suppe anstatt auf 2 Portionen auf 3 auf und garnieren Sie je eine Portion mit 1 EL gerösteten Würfeln aus Vollkorndinkelbrot.
— Tagliatelle aus gelber Zucchini (Seite 121): Teilen Sie das Gericht auf 3 Portionen auf und bereiten Sie pro Portion ein kleines Fischfilet als Beilage, also ca. 100 g pro Person, zu.
— Kartoffeln mit Hummus (Seite 116): Ersetzen Sie den Hummus (Wichtig: in dem Rezept handelt es sich nicht um den klassischen Hummus, sondern um Hummus aus gekeimten Kichererbsen!) einfach mit 6 EL Quark (Halbfettstufe), vermischt mit Kräu-

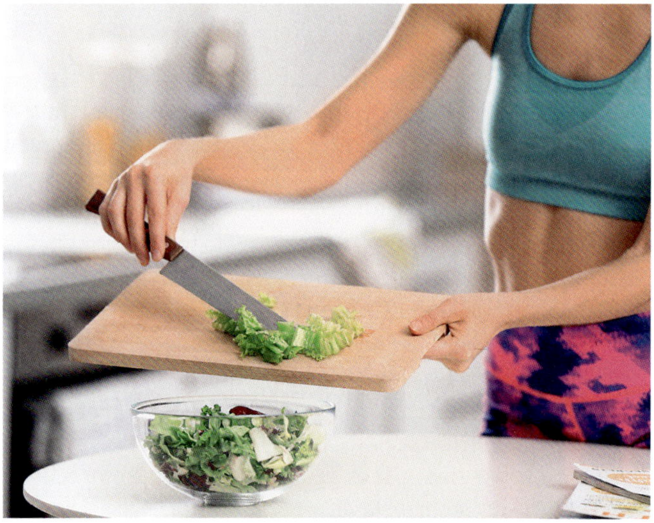

tersalz, schwarzem Pfeffer und frischen klein gehackten Kräutern, die Sie gerade im Haus haben.

An diesen Beispielen können Sie sehen, wie Sie mit den Rezepten in den basenreichen Wochen am besten umgehen.

Um schon ab der ersten Woche in die Gewichtsreduktion zu starten, ist es wichtig, die Gerichte nicht einfach noch zusätzlich mit etwas Joghurt, Käse oder Fisch zuzubereiten. Wir möchten keinen Erbsen- und erst recht keinen Kalorienzähler aus Ihnen machen, dennoch bringen einige unserer Gerichte schon ziemlich viele Kalorien auf den Teller. Also schauen Sie sich die Rezepte durch und überlegen Sie sich, wie Sie es ein wenig abwandeln, um es basenreich zu gestalten, ohne Kalorienbomben daraus zu machen.

Wenn Sie ein ausgesuchtes Rezept nicht abwandeln, aber mit z. B. einem Ei oder einem Stück Käse ergänzen möchten, dann machen Sie am besten aus den 2 Portionen 3 und essen Sie das saure Ergänzungsprodukt in kleiner Menge dazu.

Haben Sie schon Ihr Ziel klar definiert und Ihren Zielezettel als Motivations-Stütze bei sich? Wenn nicht, dann nutzen Sie diesen ersten Tag dafür.

Tag 2: gute Säurebildner in kleinen Mengen

Ab heute werden Sie vielleicht schon bemerken, dass gewisse Säurebildner Ihnen zuflüstern: »Iss mich!« Das kleine Stück Schokolade nach dem Mittagessen oder das Gläschen Rotwein am Abend erscheinen heute vielleicht sogar noch verlockender als sonst, denn schon nach 24 Stunden Enthaltsamkeit kommen die ersten geschmacklichen Entzugserscheinungen. Es sind aber meist nur Rituale, die uns glauben machen, dass wir sie brauchen, weil sie ja zum Alltag »dazugehören«. Besinnen Sie sich verstärkt auf die basischen Lebensmittel und genießen Sie bewusst die guten Säurebildner wie z. B. ein Ei auf dem Salat. Sie sind der Herr über Ihre eigenen Gelüste, nicht andersherum!

Was ist mit Alkohol und Zigaretten?

Wenn das für Sie ein Thema ist, haben Sie sich vermutlich schon gefragt, wie es mit Alkohol und Zigaretten in dieser Zeit aussieht? Dass Alkohol die Gewichtsabnahme bremst, ist wohl jedem klar. Insofern sollten Sie bereits ab Tag 1 für die nächsten 4 Wochen auch auf jedes noch so kleine Gläschen verzichten.

Anders ist es mit Rauchen. Tabakrauch hat ja keinen Brennwert, insofern könnte man denken, dass der Erfolg dieser Kur auch dann möglich ist, wenn man weiter raucht. Das ist deshalb nicht korrekt, weil Nikotin eine Substanz ist, die dauerhaft Schäden im Organismus anrichtet und damit auch den Stoffwechsel belastet. Um dauerhaft schlank zu bleiben, ist es aber wichtig, dass der Stoffwechsel gut funktioniert. Die Argumente überzeugen leicht, aber mit dem Rauchen von einem auf den anderen Tag aufzuhören, ist alles andere als leicht.

Wenn Sie es können, tun Sie es. Wenn nicht, nehmen Sie sich wenigstens vor, dieses Thema während dieses Programms kritisch unter die Lupe zu nehmen. Sich von einer Sucht wie Rauchen zu befreien, bedarf einer gründlichen Vorbereitung und Geduld mit sich selbst. Seien Sie kritisch und trotzdem geduldig mit sich selbst.

Tag 3: basisches Umfeld schaffen

Ihr Auge ist jetzt sicherlich schon etwas geschulter, was die basischen und sauren Lebensmittel betrifft. Der Kühlschrank und die Snackschubladen sind ja schon entsäuert, oder? Sollten Ihnen noch kleine saure Fallen wie die Notfall-Schokolade in der Schreibtischschublade oder die offene Flasche Weißwein im Kühlschrank auffallen, so bringen Sie dies alles außer Reichweite.

Was tun, wenn die Familie mit am Tisch sitzt? Die Menschen in Ihrem direkten Umfeld sind ein Teil Ihres Lebens und somit auch Teil Ihres 4-Wochen-Programms. Es ist wichtig, dass Ihre Familie, mit der Sie täglich am Esstisch sitzen, das Programm respektiert und am besten auch – zumindest ein klein wenig – mitmacht. Keiner der Angehörigen muss mit Ihnen gemeinsam abnehmen, aber eine basenreiche Zeit ist für alle gut, auch für Kinder und Senioren. Wenn Sie also Ihre basenreiche Kost zubereiten, kann jeder mitessen. Während der 2 Wochen Basenfasten kann Ihr basisches Gericht als Beilage für den Rest der Familie dienen. Dann bekommt der Ehepartner z. B. neben dem Sommerlichen Fenchelgemüse (Seite 122) noch ein Rindersteak dazu oder die Kinder auf der Wacker-Pizza (Seite 118) etwas Käse mit drauf. So vermeiden Sie es, zwei Gerichte kochen zu müssen, und tun dabei noch etwas für die Gesundheit Ihrer Familie.

Welche basenreichen Gerichte schmecken Ihren Mit-Essern (Familie, Freunde, Partner etc.) sehr gut und können somit öfter auf dem Speiseplan stehen?

Tag 4: öfter mal was Neues

Heute ist der vierte basenreiche Tag und nun könnte es zum ersten Geschmacks-Durchhänger kommen. Damit es in der Küche nicht eintönig wird und vor allem, damit Sie möglichst viele unterschiedliche Vitalstoffe bekommen, empfehlen wir Ihnen, heute mal etwas Neues auszuprobieren. Haben Sie sich die Rezepte durchgelesen und ignorieren Sie vielleicht ein paar der darin enthaltene Obst- oder Gemüsesorten, weil diese nicht Ihrem bisherigen Geschmack entsprechen? Die Wacker-Regel Nr. 8 lautet ja, nichts zu essen, was Ihnen nicht schmeckt. Dennoch möchten wir Sie dazu ermuntern, z. B. die ungeliebte Rote Bete oder den unbekannten Pak Choi einmal zu versuchen. Auf basische Art und Weise zubereitet schmecken Obst und vor allem Gemüse häufig etwas anders und könnten somit doch noch Ihr Herz gewinnen.

Das Rezept Pak Choi mit Karotte (Seite 123) ist nicht machbar, da kein Pak-Choi zur Hand? Kein Problem, ersetzen Sie die 2 kleinen Pak Choi durch 6 große Blätter Chinakohl.

Tag 5: Ab heute gibt es kein Koffein mehr ...

Nun ist es so weit, kein Kaffee mehr, kein Espresso mehr. Denken Sie daran, dass auch andere koffeinhaltigen Getränke ab heute nicht mehr gehen. Um den Körper in eine basische und gesunde Stoffwechsellage zu versetzen, ersetzen Sie die koffeinhaltigen Getränke mit Wasser und Kräutertees. Wichtig: Alle Teesorten außer Kräutertees, Blütentees (z. B. Kamille, Lindenblüte) sind ab jetzt tabu. Achten Sie auch darauf, dass wenn Sie eine Teemischung kaufen, diese keine getrockneten Früchte enthält. Diese Fruchtzusätze können die Magenschleimhaut reizen und Sodbrennen verursachen. Deswegen sind Früchtetees und Teemischungen mit Fruchtzusatz während des Basenfastens nicht empfehlenswert. Auch von Roiboostee raten wir ab, da wir immer wieder beobachten konnten, dass Roiboos bei größerer Trinkmenge zur vorübergehenden Schwächung des Kreislaufs führt.

Zusätzlich gilt: Je verdünnter, desto besser. Wenn es anfangs noch schwer ist, so können Sie den Tee noch in seiner vollen geschmacklichen Stärke genießen, aber versuchen Sie, Tee täglich etwas mehr zu verdünnen, sodass Sie während der 2 Wochen Basenfasten nur noch Tee trinken, der aus einem Beutel oder einer Brühportion auf einen Liter Wasser besteht.

Kräutertees und Tees aus Blättern: z. B. Birkenblätter, Brennnessel, Frauenmantel, Himbeerblätter, Johanniskraut, Käsepappel, Lemongras, Löwenzahnblätter, Melissenblätter, Minze, Rosmarin, Salbei, Schachtelhalmkraut, Schafgabe, Spitzwegerich, Thymian, Ysop, Zitronenmelisse.

Blütentee: z. B. Holunder, Kamille, Kornblumen, Lavendel, Lindenblüte, Löwenzahn, Malve, Melisse, Ringelblume, Rosen.

Tees mit Gewürzen: wie Anis, Fenchel, Ingwer, Kümmel, Kurkuma, Zimt.

Am wohlschmeckendsten ist es, wenn Sie Ihre Aufgüsse frisch zubereiten. Nehmen Sie z. B. 3–4 Scheiben frischen Ingwer, überbrühen Sie diesen mit einem Liter heißem Wasser und genießen Sie die wärmende Wirkung. Wenn Sie einen Garten,

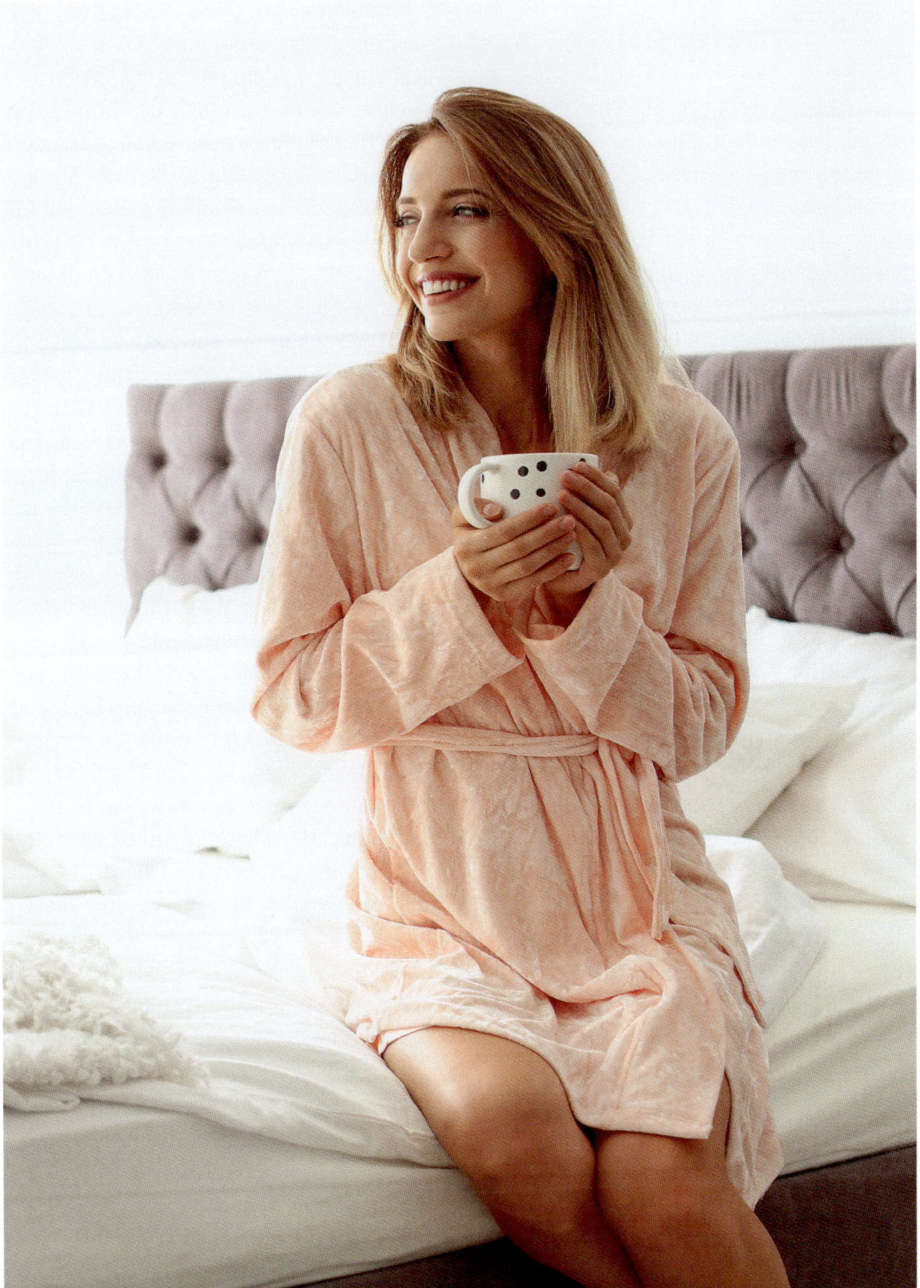

einen Balkon oder auch nur eine Fensterbank haben, dann pflanzen Sie doch am besten noch heute frische Kräuter an. Damit können Sie sich täglich die frischen Aromen der Natur direkt in Ihr Teeglas holen. Besonders gut geeignet dafür sind Salbei, Pfefferminze und Zitronenmelisse. Heiß im Winter und kalt im Sommer, als Eistee mit einem Schuss Zitrone oder Limette, schmecken diese Kräuter besonders fein. Und so geht's: Nehmen Sie davon 2-3 Stängel und überbrühen diese. Für einen Eistee einfach abkühlen lassen und Eiswürfel mit dazugeben. Diesen frischen und vollen Kräutergeschmack in der Tasse kann kein Teebeutel der Welt ersetzen.

Wenn der Koffeinentzug Ihnen heute und vielleicht noch morgen Kopfschmerzen bereitet, dann ist es wichtig, dass Sie besonders viel trinken und vielleicht auch einen Spaziergang an der frischen Luft machen. Spätestens nach insgesamt drei Tagen sollte dieser Spuk vorbei sein. Und dann geht es los mit Basenfasten. So können Sie die Basenfastenwochen von Anfang an koffeinfrei beginnen und sich von Anfang an wohl fühlen.

Tag 6: koffeinfreie Zone Tag 2

Schon der zweite Tag ohne Kaffee beziehungsweise Schwarztee oder Grüntee! Das ist schon hart und geht nicht selten ohne Kopfschmerzen oder Wattegefühl vom Kreislauf her. Aber warum muss das sein? Kann ich nicht einfach weiter Kaffee trinken?

Warum soll ich eigentlich bei diesem Programm keinen Kaffee trinken? Kaffee hat doch keine Kalorien und macht nicht dick. Stimmt. Aber Kaffee oder besser das darin enthaltene Koffein ist eben ein Säurebildner und in den zwei Wochen Basenfasten während dieses Programms verzichten wir auf alle Säurebildner.

Wenn Sie schon die ein oder andere Säure-Basen-Tabelle studiert haben, dann ist Ihnen sicher aufgefallen, dass Kaffee oft als basisch ausgewiesen wird. Das liegt daran, dass die gängigen Tabellen von Remer und Manz, die seit Ende der 1990er-Jahre im Umlauf sind, auf einer Formel basieren, die den Inhaltstoffen des Kaffees nicht gerecht werden, was seine Säurewirkung betrifft. Zum Glück gibt es da noch den gesunden Menschenverstand, der uns daran erinnert, wie viel Sodbrennen wir bekommen, wenn wir über längere Zeit 6 bis 10 Becher Kaffee pro Tag konsumieren. Kaffee entfaltet sein Aroma in der Tasse und seine Säurewirkung lokal im Magen. Er wird deshalb oft als »Säurelocker« bezeichnet.

Kaffee putscht zudem ordentlich den Kreislauf und macht aktiv. Bei der dauerhaften Umstellung der Ernährung, die wir mit diesem Programm beabsichtigen, zielen wir allerdings darauf ab, dass wir vor allem wieder lernen, auf unseren Körper und seine »echten« Signale zu hören. Ein Kaffee, der uns aufputscht wie ein Glas Sekt oder eine aufregende neue Nachricht, ist in diesem Fall kontraproduktiv. Also auch aus diesem Grund: Bitte keinen Kaffee – wenigstens während der zwei Basenfasten-Wochen.

Welche Säurebildner essen Sie heute? Mittags etwas Käse über den Salat oder eine Scheibe Vollkornbrot mit einer Avocadocreme zum Salat mittags?

Mein basisches Lieblingsessen, wenn es schnell gehen muss: Eine Scheibe Dinkel-Hirse-Brot aus meinem Bioladen und darauf streiche ich eine reife und damit weiche Avocado. Wenn ich noch etwas Schärfe mag, gibt es etwas frisch gemahlenen Pfeffer drüber.

Tag 7: Endspurt der 1. Etappe

Jetzt sollten alle Basics und die 10 Regeln der Wackermethode – außer die Darmreinigung – langsam in Ihren Alltag integriert werden. Die größten Säure-Treiber sind ja schon vom Speiseplan gestrichen und heute ist der letzte Tag der basenreichen Woche. Wenn es allerdings morgen noch nicht passen sollte, dass Sie mit dem Basenfasten beginnen, dann hängen Sie an die erste Etappe noch einen oder zwei Tage dran.

Die Wohlfühlmenge steht heute im Fokus. Wie klappt es mit dem Erspüren, wann Sie Ihre passende Essmenge erreicht haben? Kauen Sie langsam und aufmerksam? Schmecken Sie inzwischen schon differenzierter? Um den Einstieg ab morgen leicht zu schaffen, sollten spätestens ab heute nicht mehr als 3 Mahlzeiten auf dem Speiseplan stehen haben und das Abendessen sollte nicht mehr nach 18 Uhr eingenommen werden.

Welche basischen Gerichte schmecken Ihnen bisher am besten? Da ab morgen 100 % basisch auf dem Speiseplan steht, sollten Sie sich für den Einstieg 3 Rezepte raussuchen, die Ihnen geschmacklich besonders zusagen. Somit fällt es noch leichter, die Säurebildner ganz wegzulassen.

Sie fühlen sich noch nicht bereit für 100 % basisch?

Wenn Sie innerlich noch unsicher sind, ob Sie die nötige Motivation dafür aufbringen können, ab morgen mit dem Basenfasten zu beginnen, dann empfehlen wir Ihnen sogar, die basenreiche Einstiegsphase etwas zu verlängern. Vielleicht hängen Sie noch an einem alten Glaubenssatz fest oder die erste Woche brachte noch nicht so viel Erfolg, wie Sie sich wünschten, und Sie haben eventuell deswegen Startschwierigkeiten. Nehmen Sie sich die Zeit, die Sie brauchen, und starten Sie dann, wenn es sich gut für Sie anfühlt – aber warten Sie nicht zu lange! Gehen Sie noch mal Ihre Glaubenssätze durch, formulieren Sie Ihr Ziel noch erstrebenswerter, durchleuchten Sie genau, welcher kleine Schweinehund-Aspekt Sie gerade noch zurückhält. Sie werden sehen – wenn Sie Ihre blockierenden Gedanken und Glaubenssätze genau betrachten und erkennen, dass es sich gar nicht um tatsächliche Blockaden von außen handelt, dann geht es mit der Motivation steil nach oben.

Zweite Etappe: 2 Wochen Basenfasten

Jetzt wird es ganz basisch – 100 %. Der Koffeinentzug ist vorbei und an die etwas kleineren Portionen haben Sie sich auch schon gewöhnt. Vermutlich fühlen Sie sich schon jetzt, nach einer Woche säurearmer Ernährung, richtig erleichtert. Wie wird es Ihnen erst nach der ersten Woche Basenfasten gehen? Und was vermeldet Ihre Waage? Sind schon 3 bis 4 Pfund verschwunden oder gar mehr? Wie wunderbar! Atmen Sie einmal tief durch und freuen Sie sich, wie leicht und lecker das Leichterwerden doch ist.

Und jetzt wird es 100 % basisch. Schnell noch mal den Saisonkalender checken, was jetzt alles auf den Speiseplan darf. Ist im Moment gerade die klassische Fastenzeit (also Februar/März) und es gibt fast nur Wurzelgemüse? Schauen Sie im Rezeptteil und suchen Sie sich die Rezepte aus, die dazu passen.

Bei allen Rezepten finden Sie die Angabe:

— Unter 450 kcal pro Person bzw.
— Über 450 kcal pro Person

Wählen Sie pro Tag am besten 2 Rezepte unter 450 kcal und eines über 450 kcal aus. Damit liegen Sie pro Tag zwischen 1200 und 1600 kcal, was für Basenfasten mit Gewichtsabnahme optimal ist und den Körper nicht stresst.

Und so sieht Ihr Basenfastentag aus:

Frühstück

— Ein basisches Müsli mit Obst der Saison und Erdmandelflocken, zum Beispiel das Sommermüsli mit Himbeeren (Seite 94).
— Alternativen zu diesem klassischen basischen Müsli finden Sie unter Frühstücks-Ideen (Seite 94).

Mittagessen

— Ein knackiger Salat der Saison, roh oder gekocht.
— Wenn Sie mittags unbedingt etwas Warmes brauchen, dann gestalten Sie die Salatportion etwas kleiner und essen danach eine Suppe oder ein kleines Gemüsegericht.

Abendessen

— Abends gibt es ein Gemüsecremesuppe oder ein Gemüsegericht.

Getränke: Nicht vergessen, dass es auch in der Basenfasten-Zeit 2,5 bis 3 Liter Wasser oder verdünnter Kräutertee sein sollen.

Zwischenmahlzeiten: Mit Ihrem Abnehmprogramm sind Zwischenmahlzeiten schwer zu vereinbaren. Wie leicht passiert es doch, dass Sie noch ein paar Nüsse und noch ein paar Nüsse oder etwas Trockenobst gedankenlos zwischendurch knabbern. Lassen Sie lieber die Finger davon und trinken Sie stattdessen einen Becher heißen Tee und freuen Sie sich auf das nächste Pfund, das bald purzelt.

Tag 8: die erste Darmreinigung

Heute ist der erste Basenfastentag und das Thema Darmreinigung steht auf dem Programm. Lesen Sie die Anleitung (Seite 20) nochmal genau nach und wagen Sie sich heute, spätestens morgen, an den Einlauf heran.

Wenn Sie noch nicht überzeugt davon sind, Ihren Darm wirklich zu reinigen, dann versuchen Sie sich vorzustellen, wie wunderbar es sich anfühlen wird, wenn der Darm geleert ist und Sie sich allein dadurch leichter fühlen.

Und was das Essen betrifft, so ist heute der erste zu 100% basische Tag. Schauen Sie sich den Rezeptteil an und wählen Sie die Gerichte für Ihr Frühstück, Mittagessen und Abendessen aus, auf die Sie spontan Lust haben. Ganz wichtig dabei: Zur Jahreszeit sollte es passen. Und: Checken Sie, was noch dafür einzukaufen ist.

Wenn jahreszeitliches Einkaufen für Sie völliges Neuland ist, dann werfen Sie noch mal einen Blick auf unseren Saisonkalender. Er sollte Ihr ständiger Begleiter durch dieses 4-Wochen-Programm sein.

Tag 9: Rezeptecheck

Der erste Tag war schon mal 100% basisch. Fanden Sie die Rezepte von gestern superlecker? Dann essen Sie doch heute noch einmal genau dasselbe. Auch wenn wir Abwechslung beim Basenfasten sehr schätzen, schadet es nicht, Gerichte, die besonders geschmeckt haben, immer mal wieder zu essen.

Ich ertappe mich selbst auch oft dabei, dass ich einige Tage nacheinander totale Lust auf ein bestimmtes Lebensmittel habe und danach tage- oder wochenlang gar nicht mehr. Wenn Sie mir jetzt sagen wollen, Sie haben jeden Tag Lust auf einen Döner, dann können Sie davon ausgehen, dass Sie noch nicht wirklich bei Ihrem Bauchgefühl angekommen sind. Aber dieses Programm soll Ihnen ja dabei helfen, zu Ihrem Gefühl zu finden.

Trotzdem ist es gut, noch mal die Rezepte in Hinblick auf die Saison durchzuschauen. Das gilt besonders, wenn Ihr Programm in die karge Winter- und Vorfrühlingszeit fällt. Das ist die Zeit, in der die Basenbildner, die fast alle Menschen lieben, wie Beeren, Melonen, Tomaten und Zucchini, gerade keine Saison haben. Dabei kann man mit den Wintergemüsen super leckere und vor allem satt machende Gerichte zaubern.

Auch gekeimte Linsen und gekeimte Kichererbsen, aber auch Nüsse und Samen bereichern die Küche in der kalten

Jahreszeit. Wenn gerade Sommer oder Herbst ist, dann können Sie basisch aus dem Vollen schöpfen: Obst und Beerenfrüchte in allen Variationen, Salate, frische Kräuter und die herrlichen Sommergemüse wie Tomaten, Auberginen, Bohnen und Zucchini.

Tag 10: Ihr Bewegungsprogramm

Wenn Sie zu den Menschen gehören, die noch kein regelmäßiges, auf sich zugeschnittenes Bewegungsprogramm absolvieren, dann sollte dieses 4-Wochen-Programm Ihr Sprungbrett in ein bewegteres Leben sein.

Auch hier hindert unser Kopfkino uns oft daran, die für uns passende Sportart zu finden. Nicht jeder ist ein Fitnessstudiotyp. Und längst nicht jeder ist ein »Herdentier«, das in eine Gymnastikgruppe oder in einen Sportverein passt. Experimentieren Sie doch mal ein wenig: Verabreden Sie sich mit einem Freund zum Squash, oder nehmen Sie Ihre erste Tennis- oder Golfstunde. Oder versuchen Sie sich im Tanzen: Standard, Salsa, Tango, Stepptanz. Die Bewegungswelt steckt voller Möglichkeiten. Übrigens: Tanzstunden kann man sich auch privat geben lassen, wenn man gerade keinen geeigneten Partner dafür hat. Auch stundenlanges Wandern oder Klettern sind wunderbare Möglichkeiten, sich auf dieser Welt zu bewegen, und das an der frischen Luft.

Und dann gibt es auch die Möglichkeit, jeden Morgen eine Reihe von Fitnessübungen zu Haus zu machen, mit Hanteln oder ohne Geräte. Wichtig ist dabei die Konsequenz: Es muss täglich sein.

Tag 11: Darmreinigung – die zweite

Heute ist noch einmal die Darmreinigung dran. Gerade diese zweite ist wichtig, damit der Darm noch die Reste entleeren kann, die vielleicht bei der ersten Reinigung noch nicht vollständig gelöst wurden. Besonders dann, wenn Sie noch nicht ganz frei von Blähungen sind und die Verdauung sich noch nicht an die neue Kost mit vielen Ballaststoffen gewöhnt hat, sollten Sie heute Abend noch einmal einen Einlauf machen.

Tag 12: Wow! Schon der 5. Basenfastentag

Das haben Sie doch langsam richtig im Griff. Heute wollen wir noch mal Ihre Schlafgewohnheiten anschauen. Haben Sie es bislang geschafft, früher als üblich schlafen zu gehen und mindestens 8 Stunden Schlaf einzuplanen?

Der nächtliche Schlaf ist so wichtig, weil der Stoffwechsel dann in Ruhe seine Auf-, Ab- und Umbauaufgaben erledigen kann. Auch das trägt dazu bei, dass Ihr Stoffwechsel aktiv ist und bleibt.

Tag 13: Kauen Sie gründlich!

Beobachten Sie sich heute mal genau beim Essen und achten Sie darauf, ob Sie wirklich genügend kauen. Wie gesagt: Der Darm hat keine Zähne und alles, was Sie im Mund nicht richtig kauen und mithilfe der Speicheldrüsen im Mund zu ei-

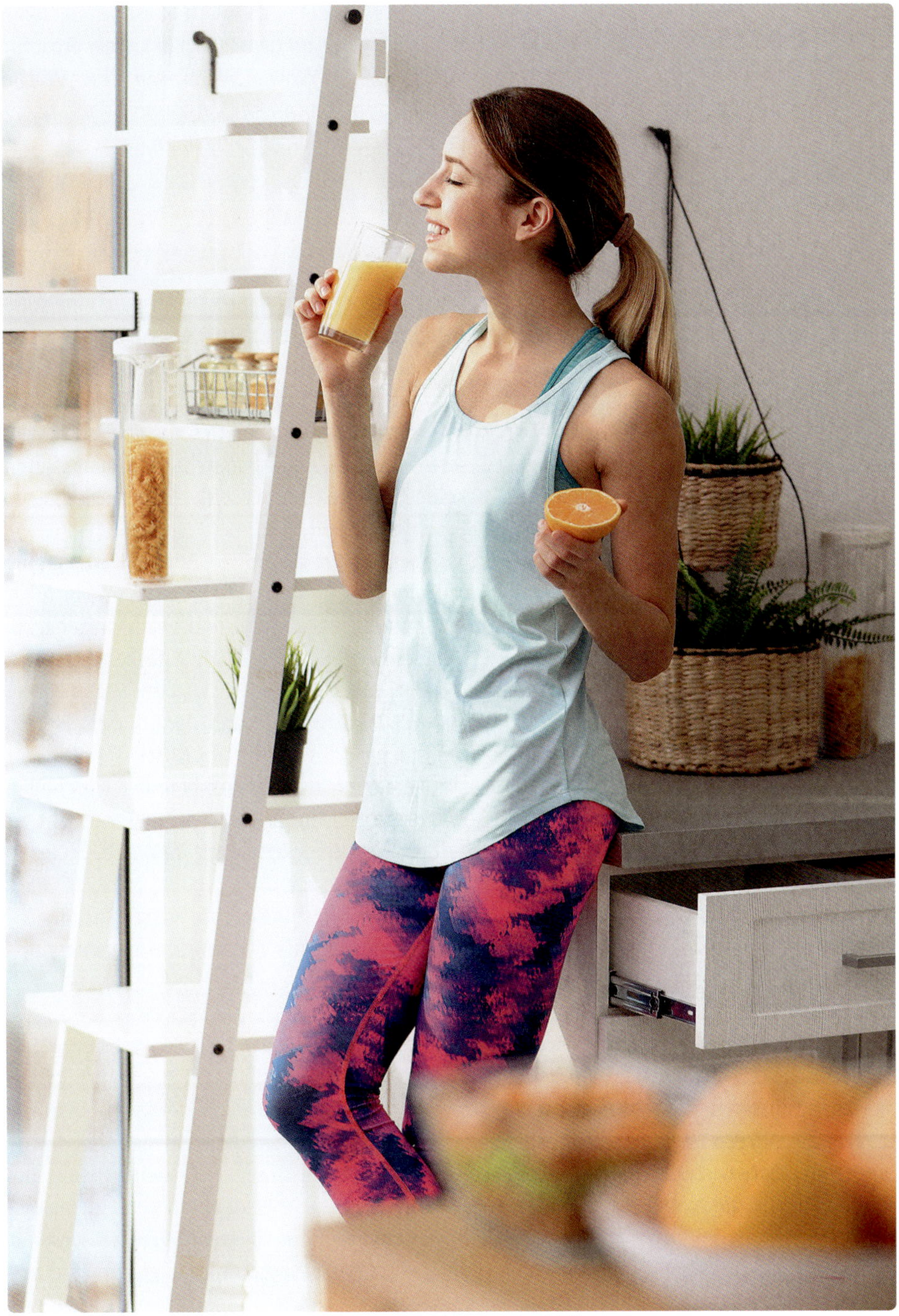

nem Brei hinbekommen, wandert später halbverdaut durch den Darm und führt zu Unwohlsein und Blähungen. Der unerwünschte Nebeneffekt: Die Nährstoffe können nicht optimal verwertet werden.

Geben Sie sich nicht der Illusion hin, dass es genügt, wenn Sie das einmal gehört haben. Schnelles Essen und ungenügendes Kauen gehören mit zu den Gewohnheiten, die wir uns am schlechtesten abgewöhnen können. Da hilft nur eins: Jeden Tag daran denken und üben.

Heute beispielsweise: Essen Sie doch heute Mittag mal den Bunten Karottensalat und zählen Sie bei jedem Bissen, wie oft Sie ihn kauen. Ich garantiere Ihnen, es wird Ihnen ewig vorkommen und Sie werden feststellen, dass Sie so viel Essenszeit für diesen Salat gar nicht eingeplant haben.

Tag 14: Halbzeit! Super!

Wie geht es Ihnen und wie Ihrer Motivation? Und was sagt Ihre Waage? Denken Sie immer daran, Gewichtsabnahme ist kein kontinuierlicher Prozess. Es gibt dazwischen immer wieder Tage, an denen sich gar nichts tut. Lassen Sie sich nicht entmutigen, wenn Sie gerade in dieser Phase sind.

Seien Sie stolz: Die erste Basenfastenwoche und die zweite Woche Ihres Programms haben Sie gerade geschafft.

Und für heute Abend steht ist wieder eine Darmreinigung auf dem Plan. Ein kleiner Trost für die kommende Woche: Wenn es in dieser Woche gut geklappt hat mit der Verdauung, dann reicht in der nächsten Woche eine Reinigung.

Tag 15: Brauchen Sie eine süße Belohnung?

Schwächeln Sie und haben Sie Lust auf eine süße Belohnung? Die Lust auf Süßes ist in den meisten tief Menschen verankert. Wie gerne belohnt man sich nach einem stressigen Tag mit einer Süßigkeit. Zum Glück gibt es auch basische Desserts – als Ausnahme, versteht sich. Wenn Ihnen heute danach ist, dann probieren Sie doch mal die Basenkekse (Seite 130).

Wenn Ihnen das zu viel Aufwand ist, ist eine reife Banane, in etwas Agavendicksaft in einer Pfanne kurz angebraten und ein paar gehackte Mandeln drüber, auch ein megaleckeres Dessert.

Übrigens: Übermäßige Lust auf Süßes deutet auf zu viel Stress hin und darauf, dass Sie ein Nerven-Typ oder ein Nerven-Misch-Typ sind, der sich gerade nicht in Balance befindet. Hier helfen Wärme, Ruhe und, wenn es draußen nicht zu kalt ist, auch ein Spaziergang im Wald – ohne die Handy-Nervensäge.

Und daheim sollte es eine warme Kartoffelsuppe oder Suppe aus Wurzelgemüse geben. Auch das erdet den Nerven-Typ.

Tag 16: Kleine Ausreißer können vorkommen

So langsam geht Ihnen die Puste aus? Ein 4-Wochen-Programm ist lang. Eine kleine Belohnung ist fällig, finden Sie? Und jetzt kommt auch noch Ihre beste Freundin zu Besuch! Sie hat sich mit einer Flasche Prosecco ankündigt, weil sie un-

Bunter Karottensalat

Unter 450 kcal pro Person | Für 2 Personen | 15 Min.

2 gelbe Karotten
2 orange/rote Karotten
2 Urkarotten
6 EL Haselnussöl
1 Zitrone
2 EL Hanfsamen
frisch gemahlener schwarzer Pfeffer
Kräutersalz
1 Schale Kresse

• • •

Karotten gründlich waschen und mittelgrob raspeln. Karottengrün klein schneiden. — Zitrone auspressen. Aus Haselnussöl, Karottengrün, Zitronensaft, Hanfsamen und Gewürzen ein Dressing herstellen. — Geraspelte Karotten auf 2 Teller geben und das Dressing und die Kresse darüber verteilen.

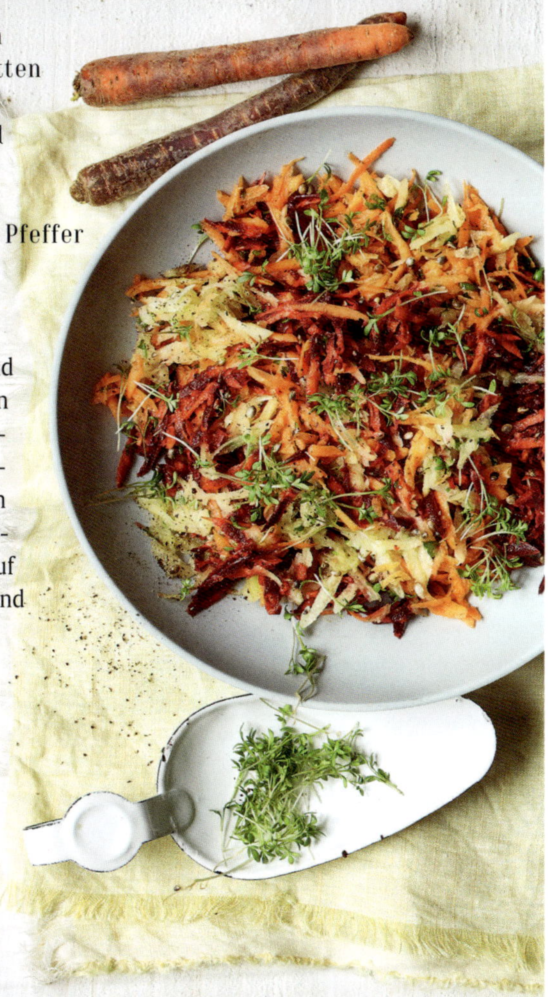

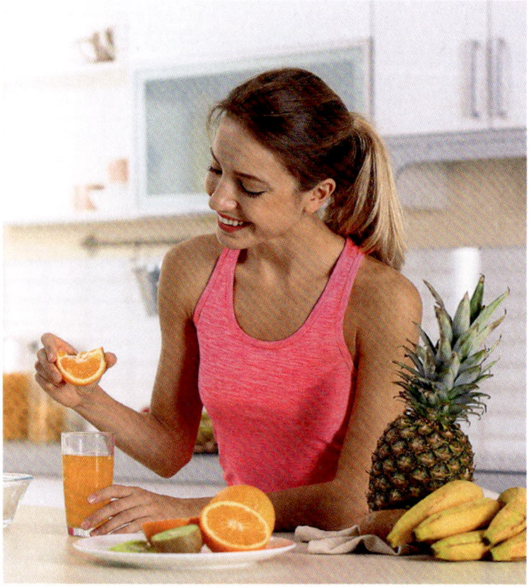

bedingt von ihrer neuesten Eroberung erzählen will. Und nun?

Prüfen Sie sich, ob Sie dem standhalten können und wollen. Wenn Sie ohnehin das Gefühl haben, eine kleine Belohnung wäre fällig, dann wäre vielleicht für Sie ein alkoholfreier Prosecco eine Alternative. Den gibt es auch in Bioqualität. Dann können Sie wenigstens mit ihr anstoßen. Klar, der ist supersüß und die Leber bekommt erst einmal einen Schock bei so viel Fruchtzucker und auch die Bauchspeicheldrüse stöhnt über so viel Insulin, das sie bereitstellen muss. Aber es ist eine Ausnahme und immer noch besser als Alkohol.

Wenn Sie ganz schwach werden, dann brechen Sie deshalb das Programm nicht gleich ab, sondern machen Sie morgen basisch weiter, als wäre heute nichts gewesen.

Tag 17: wieder in der Spur

Wie auch immer die saure Verführung ausgegangen ist, heute geht es wieder zu 100 % basisch weiter. Loben Sie sich dafür, wenn Sie standgehalten haben, verurteilen Sie sich nicht, wenn Sie schwach geworden sind. Das ist menschlich und wird immer wieder passieren. Wichtig ist, dass Sie die »basische Spur« wieder aufnehmen und sich nicht so demotivierende Dinge sagen wie: »So bin ich immer, ich kann nicht nein sagen, wenn die Freundin kommt …«.

Sagen Sie sich: »Na und? Einmal in 4 Wochen bin ich schwach geworden, aber ich habe schon soundso viele Pfunde abgeworfen. Ich habe mir schon viele neue schlankmachende Rituale angewöhnt.« Loben Sie sich für alles, was Sie gut gemacht haben.

Tag 18: die richtigen Portionsgrößen

Für den Erfolg Ihres 4-Wochen-Programms ist es wichtig, dass Sie nicht zu große Portionen essen. Besonders Gefühls-Typen haben oft keine natürliche Essbremse; und wenn es ihnen mal nicht so super gut geht, nehmen sie besonders gerne noch einen Nachschlag. Wenn Sie Mühe damit haben, rechtzeitig mit dem Essen aufzuhören, sind Sie wohl ein Gefühls-Typ. Da hilft nur eins: Immer eine nicht zu große Portion auf den Teller geben und sich rigoros den Nachschlag verbieten.

Aber was ist die richtige Portionsgröße? Das ist in der Tat von Mensch zu Mensch verschieden und ideal, wäre es, wenn Sie selbst Ihre »Wohlfühlessmenge« herausfinden können, wie wir es in den Wacker-Regeln (Seite 28) beschrieben haben.

Ein Tipp: Wenn Sie immer eine etwas kleinere Portion auf den Teller füllen, sehr langsam und bewusst, also ohne Ablenkung, essen und gründlich kauen, dann werden die Portionen automatisch kleiner.

Tag 19: Was tun bei Lust auf Deftiges?

Wenn Sie gerne deftig essen, dann sind Sie wohl ein Power-Typ. Wenn Sie plötzlich eine unbändige Lust auf etwas Deftiges verspüren, dann sind Sie gerade aus Ihrem Gleichgewicht raus und es liegt eine Störung Ihres Poweranteils vor.

Bevor Sie jetzt eine Überdosis Chili und Pfeffer an Ihr Gemüse geben, versuchen Sie es mal mit »Auspowern« Das Bedürfnis bei einer solchen Störung ist einfach oft, seine Aggressionen loszuwerden – natürlich ohne jemanden zu schaden. Wenn Joggen nicht reicht, dann nehmen Sie eine Boxstunde.

Danach können Sie mit Gewürzen kochen, die etwas Schärfe in Ihr Essen bringen, das gleicht aus. Beispiel ist unser Kimchi (Seite 101). Oder Sie reichern das Gemüsecurry (Seite 89) noch mit etwas Chili an.

Tag 20: Kreieren Sie Ihre eigenen Rezepte

Inzwischen haben Sie schon Erfahrung gesammelt mit basischem Kochen, haben das ein oder andere neue basische Lebensmittel für sich entdeckt und wissen, was Ihnen besonders gut schmeckt. Wie wäre es denn, wenn Sie nun anfingen, selbst kreativ zu werden und neue Kombinationen zu entwickeln? Das ist auch eine gute Gelegenheit, den Saisonkalender noch einmal zur Hand zu nehmen und noch etwas tiefer in das saisonale Kochen einzutauchen.

Erleben Sie selbst, wie einfach es ist, immer wieder neue basische Kombinationen zuzubereiten und zu genießen.

Tag 21: Heute ist der letzte Basenfastentag

Wie fühlen Sie sich? Was sagt Ihre Waage? Worauf sind Sie besonders stolz? Welche basischen Gerichte haben Sie sich für heute ausgesucht? Vielleicht noch einmal etwas, was Ihnen besonders gut geschmeckt hat?

Ab morgen können Sie wieder den einen oder anderen guten Säurebildner einbauen. Wenn Sie die basischen Gerichte superlecker fanden, dann behalten Sie diese in der kommenden Woche einfach bei. Das Ziel ist ohnehin, überwiegend basisch zu essen und zu trinken.

Dritte Etappe: 1 Woche basenreich

Geschafft! Die 4. Woche bricht an. Waren Sie zu 100 % konsequent oder sind Sie doch das ein oder andere Mal schwach geworden? Nehmen Sie es an, wie es ist. Wir wollen Ihnen jetzt schon gratulieren, dass Sie es bis hierher geschafft haben. In dieser letzten Woche wechseln Sie vom Basenfasten der vergangenen 2 Wochen zu einer basenreichen Ernährung. Das heißt, es dürfen wieder Säurebildner auf dem Speiseplan stehen. Aber Achtung – bitte nur gute Säurebildner und vor allem wenig davon, getreu der Regel: 80 % basisch, 20 % sauer.

Tag 22: Ab heute wieder basenreich

Wir empfehlen für den heutigen Tag, dass Sie nur ein Gericht mit Säurebildner zubereiten und die anderen beiden noch komplett basisch gestalten. Jetzt ist erst einmal Reflexion erforderlich. Auf welchen Säurebildner haben Sie wirklich Lust? Ist es vielleicht eine Scheibe Vollkornbrot zum Salat oder doch lieber etwas Quark zum Frühstück? Durchleuchten Sie Ihre Bedürfnisse und treffen Sie dann die Entscheidung, welcher Säurebildner heute auf den Teller darf.

Lust auf ein Quark-Frühstück? Beeren-Smoothie (Seite 96) ohne die Banane zubereiten. In 2 Schalen jeweils 2 EL Quark geben und den Smoothie darübergießen – schmeckt herrlich erfrischend.

Tag 23: Motivation nochmal puschen

Wir können verstehen, wenn Ihnen die Motivation langsam wirklich zu verstehen gibt, dass sie in den Urlaub möchte. Wenn nicht, umso besser, dann haben Sie nichts zu befürchten. Denken Sie daran, es braucht ca. 3–4 Wochen, um ein Verhalten dauerhaft zu verändern und alten Gewohnheiten langfristig den Laufpass zu geben. Aus diesem Grund dauert unser Abnehmprogramm 4 Wochen. Dadurch festigen Sie wirklich das basi-

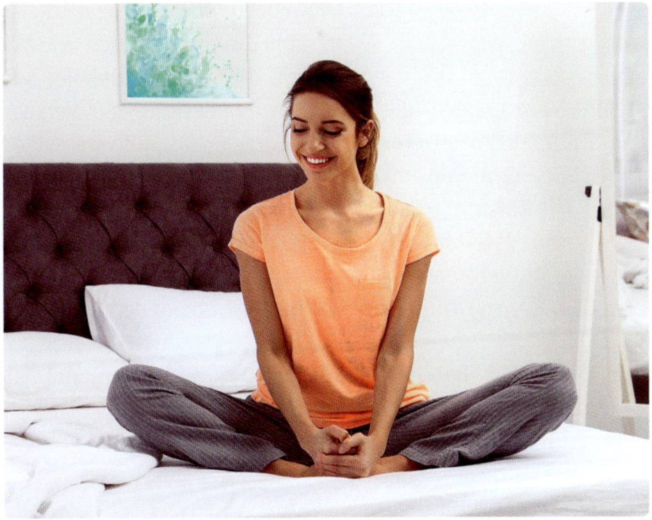

sche Essverhalten und Figur-Killer-Rituale haben damit wenige Chancen, sich wieder in den Alltag einzuschleichen.

Überlegen Sie heute, was Sie schon alles erreicht haben und was Sie noch alles erreichen können. Bei einem Durchhänger empfiehlt es sich jetzt, hinzuspüren, wie es Ihrem Körper und Ihrem Wohlbefinden geht. Sitzt die Hose besser, oder fühlen sich der Körper und der Darm einfach leichter an? Sind Schmerzen allgemein weniger geworden oder sieht Ihre Haut strahlender aus? All diese Aspekte können Sie dazu ermutigen, weiter die letzte Etappe durchzuhalten.

Welche Motivations-Strategie hat in den letzten 3 Wochen besonders geholfen und welche soll Sie auch in Zukunft weiter begleiten? Schreiben Sie Ihren eigenen Motivations-Zettel, der Ihnen auch weiterhin Unterstützung bieten kann.

Tag 24: Stoffwechsel anheizen

Es kann sein, dass die Gewichtsabnahme nun langsam etwas ins Stocken gerät. Keine Sorge, das ist ganz normal. Der Stoffwechsel hat sich auf die neue Ernährungssituation langsam eingestellt und adaptiert sich an die Nahrungsmittelenergie, die täglich zugeführt wird. Somit kommt es zu einer verringerten Gewichtsabnahme. Das wird in den nächsten Wochen auch so weitergehen. Manchmal wird es Tage oder sogar Wochen geben, in denen sich auf der Waage nichts weiter nach unten bewegt.

Haben Sie Geduld mit sich und Ihrem Körper, wenn Sie langfristig weiter basenreich essen und die Basics und Regeln wie 3 Mahlzeiten am Tag, keine Snacks zwischendurch, viel Wasser trinken, lange Nachtruhe für den Darm, die persönliche Wohlfühlmenge einhalten usw. beherzigen, geht es auch weiter mit der Gewichtsabnahme.

Um dem Stoffwechsel aber immer wieder ein bisschen auf die Sprünge zu helfen, empfehlen wir, dass Sie Lebensmittel in Ihren Alltag einzubauen, die anregend wirken. Die meisten unserer Rezepte haben gleich mehrere von unseren Stoffwechsel-Hit-Zutaten (Seite 58), das Gemüsecurry (Seite 89) zum Beispiel bringt die Fettverbrennung durch seine vielen Gewürze so richtig in Schwung.

Gemüsecurry (Seite 89): Bereiten Sie das Curry wie beschrieben zu und braten Sie 100 Gramm Tofuwürfel in der Pfanne an. Geben Sie die Hälfte der Würfel vor dem Servieren pro Portion über das Curry.

Wieso helfen Gewürze eigentlich beim Abnehmen?

Was Gewürze für das Abnehmen so kostbar macht, sind vor allem drei Aspekte:

- Sie haben so gut wie keine Kalorien.
- Sie enthalten unheimlich viele Inhaltsstoffe, die im Körper anregend wirken.
- Sie verleihen den Gerichten unterschiedliche Geschmacksnoten. Das sorgt zum einen für Abwechslung auf dem Teller und bringt zum anderen den Eigengeschmack von Gemüse so richtig zur Geltung.

Das erhöht die Freude an den basischen und basenreichen Gerichten und unterstützt damit die Lust auf die schlanke und vitalstoffreiche Küche.

Forscher der Universität Teheran fanden heraus, dass ein knapper Teelöffel Kreuzkümmel pro Tag das Körperfett dreimal so schnell schmelzen lässt wie bei der Kontrollgruppe, die Speisen ohne dieses Gewürz aß. Bei Senfkörnern zeigte sich in Versuchen, dass nach dem Verzehr die Stoffwechselrate um 25% im Körper steigt, und weitere Versuche zeigten zusätzlich einen Aufbau von Muskelmasse. Die Liste der gesundheitsfördernden und stoffwechselaktivierenden Wirkungen von Gewürzen ist lang, wir könnten also endlos damit fortfahren. Das eigentlich Entscheidende ist, dass sie schmecken, dem Körper etwas Gutes tun und gleichzeitig beim Abnehmen helfen.

Tag 25: Sport auch für die Zukunft planen

In den Basics des Basenfastens haben körperliche Bewegung und gezielte Entspannung einen hohen Stellenwert. Wir hoffen, dass Sie in den letzten drei Wochen die sportlichen Aktivitäten für sich entdeckt haben, die Ihnen Freude an der Bewegung bringen. Oder vielleicht sind Sie in der Vergangenheit eine sportliche Person gewesen und haben im Alltag einfach nicht mehr die Zeit gefunden, um dem Tennis, dem Schwimmen, dem Joggen usw. nachzugehen. Und nun haben Sie diese Aktivitäten durch das 4-Wochen-Programm wiederaufgenommen.

Um weiter abzunehmen und den Gewichtsverlust langfristig zu erhalten, sind Bewegung und Sport unumgänglich. Die körperliche Aktivität fördert den Stoffwechsel, erhöht den Grundumsatz und lässt die Muskulatur wachsen und stabil bleiben. Außerdem wirkt Bewegung als Allrounder bei der Prävention gegen chronische Krankheiten. Nehmen Sie sich heute bewusst Zeit, ein ausgedehntes Sportprogramm zu absolvieren und planen Sie schon heute für die Zukunft, wie Sie diese Aktivitäten in den Alltag integrieren. Und sollte doch einmal der innere Schweinehund

Gemüsecurry

Unter 450 kcal pro Person | Für 2 Personen | 30 Min.

1 Karotte
1 Petersilienwurzel
1 kleiner Brokkoli
3 EL Erdnussöl
2 EL Kokosflocken
1 TL Kreuzkümmelsamen
½ TL Fenchelsamen
1 TL Kurkuma
½ TL Galgant
½ TL Zimt
1 TL Senfkörner
½ TL gemahlener Koriander

• • •

Gemüse in kleine Stücke schneiden. Erdnussöl mit Samen und Gewürze in einer Pfanne kurz andünsten. Gemüse dazugeben und mit etwas Wasser ablöschen. — Kokosflocken in etwas Wasser einweichen und unterrühren. Das Gemüse wenige Minuten garen, sodass es noch bissfest ist.

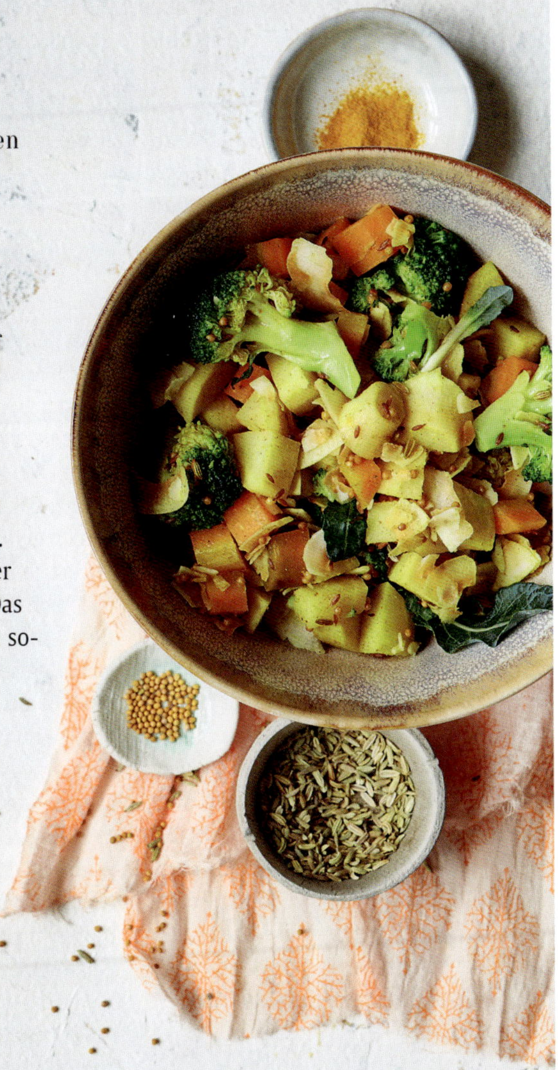

zubeißen wollen und Sie von Ihrer Bewegungseinheit abhalten wollen, dann legen Sie ihn an die Leine (Siehe Kapitel 12.4).

Snack gefällig nach dem Sport? Eigentlich sollten Sie langfristig bei den drei Mahlzeiten ohne Zwischenmahlzeiten bleiben. Aber es kann vorkommen, vor allem nach ausgedehnten Bewegungs-Einheiten, dass Sie das Gefühl haben, etwas »Süßes« zu brauchen, um wieder Energie zu bekommen. Nutzen Sie dafür am besten die Basenkekse (Seite 130). Sie können unterschiedliche Varianten backen, indem Sie z. B. anstatt den gehackten Mandeln zerkleinerte Walnüsse oder anstatt den getrocknete Feigen einfach Datteln als Zutaten nutzen.

Tag 26: basenreicher Alltag

In der ersten Woche des 4-Wochen-Programms haben Sie den Umgang mit den basischen Rezepten und wie Sie Ihren Alltag basenreich gestalten können schon erlernt. Ab heute können Sie sich einem neuen Experiment widmen: Wie sieht es mit Ihren Lieblingsgerichten wie z. B. Spaghetti bolognese oder Rindersteak mit Kräuterbaguette aus? Wir möchten Sie dazu ermutigen, langfristig auf dem basenreichen und vitalstoffreichen Weg zu bleiben. Aber heißt dass jetzt, dass Bolognese für immer tabu sein soll? Nein, absolut nicht. Allerdings soll dieses 4-Wochen-Programm ja ein Einstieg in den Umstieg, was Ihr Ernährungsverhalten betrifft, sein. Essen Sie heute am besten zweimal komplett basisch und versuchen Sie, eines Ihrer Lieblingsgerichte kreativ basenreich umzugestalten.

Anstatt der klassischen Nudeln gibt es Zucchini-Spaghetti und für die Soße können Sie statt Fleisch Sojaflocken verarbeiten. Bereiten Sie die Tomatensoße frisch zu und schon haben Sie das Gericht basenreich und vitalstoffreich gestaltet. Kinder lieben übrigens diese Variante auch!

Tag 27: wohlfühlen – Stress den Rücken kehren

Das Ende des 4-Wochen-Programms naht und es wird Zeit, noch einmal so richtig zu entspannen. Die Entspannung ist eines unserer Basics und neben der basenreichen Ernährung und der Bewegung ein Grundpfeiler für eine schlanke Zukunft. Gehen Sie heute noch einmal ausgedehnt in die Sauna, gönnen Sie sich eine Massage, machen Sie es sich gemütlich auf dem Sofa mit einem Leberwickel, entstressen Sie auf Ihre Art und Weise.

Auch Stressbewältigung will für den zukünftigen Alltag geplant sein. Nur zu häufig kommt genau dieser Aspekt aus Zeitmangel zu kurz. Wir denken oft, Entspannung sei nicht produktiv, bringe uns im Leben nicht weiter oder führe dazu, dass wir unerledigte Dinge noch länger liegen lassen. Langfristig ist aber genau das Gegenteil der Fall. Wer nicht gezielt entspannt, wird irgendwann durch innere Unruhe fahrig und unkonzentriert. Planen Sie Entspannungs-Einheiten ein, am besten mindestens eine täglich. Es muss nicht lange sein, aber dafür kontinuierlich.

Nicht nur Meditation, sanftes Yoga, Wellnessanwendungen oder autogenes Training und progressive Muskelentspannung können unseren Organismus in Ruhe versetzen. Auch Hobbys, die

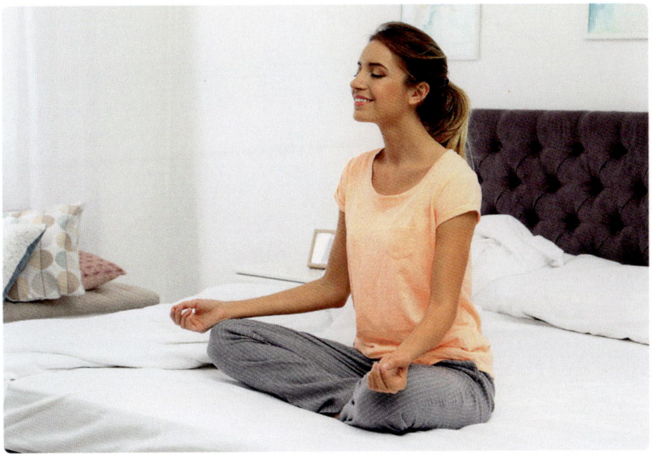

ruhig und reizarm sind, können sehr entspannend und kraftspendend wirken. Malen, Stricken, Töpfern, Musizieren usw. können effektiv Stress abbauen. Wichtig ist, dass Sie dabei weder unter Leistungs- noch unter Zeitdruck stehen. Gehen Sie solchen Hobbys nach, um sich selbst etwas Gutes zu tun. Und nein, am Handy stundenlang Fotos, Filmchen oder ähnliches anzuschauen ist kein Hobby, das wirklich Entspannung bringt!

Tag 28: der 1. Tag Ihrer schlanken Zukunft

Nun ist es so weit, heute ist der letzte Tag des Programms. Heute empfiehlt es sich, noch einmal ganz streng auf die Mahlzeiten zu schauen. Ist Ihre Mahlzeit wirklich sehr basenreich oder haben sich schon wieder vermehrt Säurebildner einschlichen? Damit Sie weiter am Ball bleiben, möchten wir Sie dazu auffordern, auch beim nächsten Einkauf vor allem basische Lebensmittel einzupacken. Vergessen Sie die Regale mit Süßwaren und Fertigprodukten. Sie haben es sich in den letzten 4 Wochen selbst bewiesen, dass es auch komplett ohne geht. Also, wieso wieder damit anfangen?

Heute entscheiden Sie, wie es weitergeht. Weiter abnehmen oder das Gewicht halten? Das Kapitel Ihre schlanke Zukunft (Seite 136) hilft Ihnen dabei, Ihre Zukunft zu gestalten. Durchleuchten Sie heute noch einmal Ihr Ziel, ob Sie es erreicht haben oder es noch einiges zu tun gibt in Sachen Gewichtsabnahme.

Egal, wo Sie heute genau stehen, Sie haben viel erreicht. Sie haben Ihren Körper mit Vitalstoffen aufgefüllt, gelernt was Ihre persönliche Wohlfühlmenge an Essen ist, den Organismus gründlich entsäuert und reflektiert, welche Figur-Killer-Rituale in der Vergangenheit das Übergewicht gefördert haben. Das alles ist schon ein riesen Erfolg und wir wünschen Ihnen auf Ihrem weiteren Weg viel Freude und Gesundheit auf basische Art und Weise.

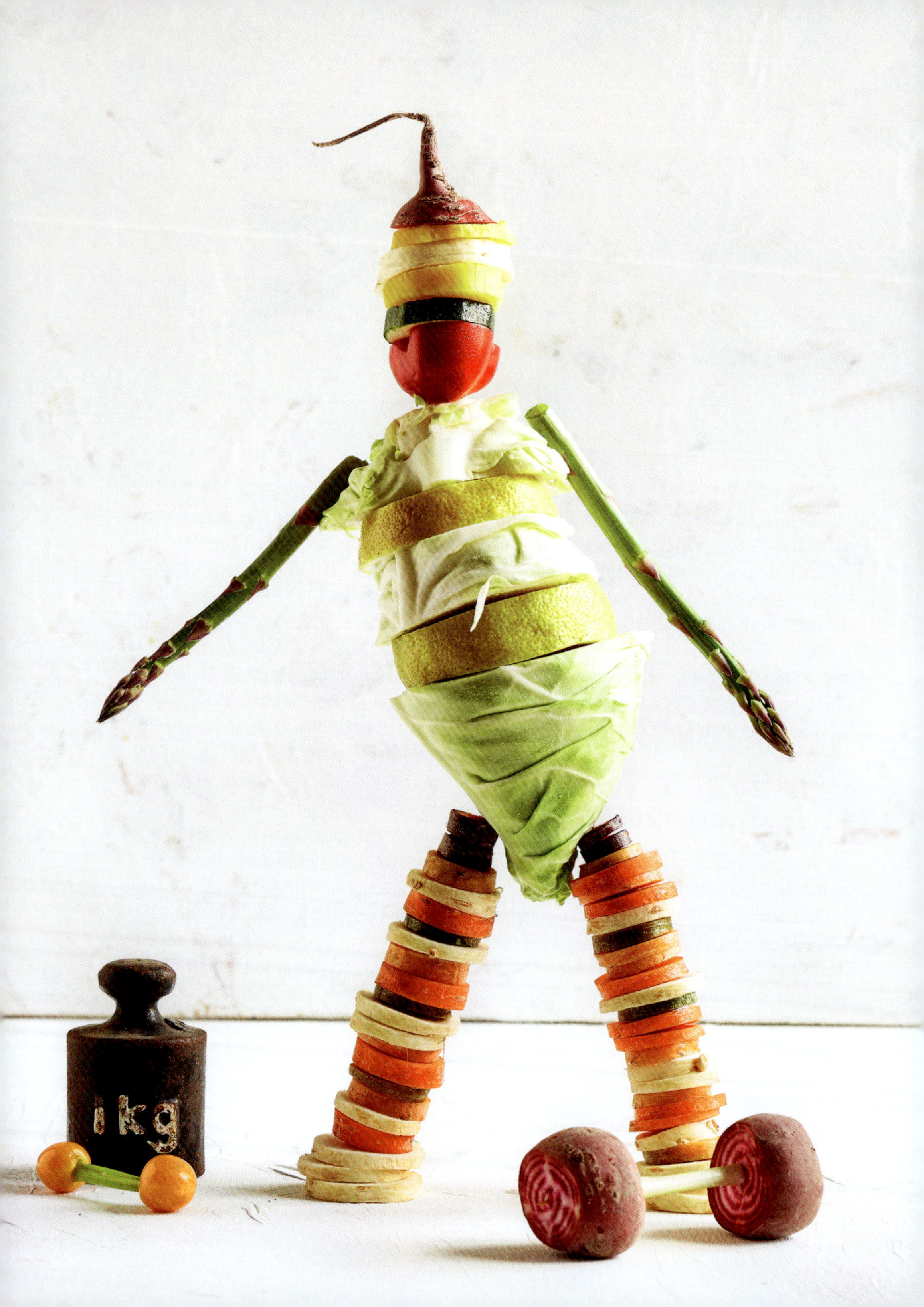
1kg

BASISCH

Rezepte zum Abnehmen

Frühstücks-Ideen

Das basische Frühstück: am besten mit frischem Obst der Saison. Und wenn es gerade nicht viel in der Natur gibt – Äpfel und Bananen haben immer Saison. Wann immer Sie Ihr 4-Wochen-Programm starten, checken Sie anhand des Saisonkalenders, was gerade Saison hat. In Woche 1 und 4 könnten Sie die vorgeschlagenen Säurebildner (Seite 68) dazu essen. In den reinen Basenfastenwochen (Woche 2 und 3) sollten Sie die Rezepte pur verwenden (ohne Quarkzugabe etc.), so wie sie hier angegeben sind. Denken Sie bei Ihrer Rezeptauswahl für den Tag daran, möglichst zwei Mahlzeiten unter 450 kcal pro Person einzunehmen und nur eine Mahlzeit über 450 kcal. Da Smoothies ein tolles, leichtes Frühstück, vor allem im Sommer, sind, finden Sie hier auch einige Smoothie-Rezepte. Sie haben aber nur einen geringen Sättigungseffekt und sind daher nur für den kleinen Hunger geeignet.

Sommermüsli mit Himbeeren

Unter 450 kcal pro Person
Für 2 Personen | 5–10 Min.

2 reife Bananen
1 Schale Himbeeren
6 EL Erdmandelflocken
½ Zitrone
2 EL gehackte Pistazienkerne

• • •

Bananen in Scheiben schneiden und auf 2 Schalen verteilen. Die Hälfte der Himbeeren dazugeben. — Die andere Hälfte mit der Gabel zerdrücken, mit dem Zitronensaft mischen und über das Obst verteilen. Pistazienkerne und Erdmandelflocken über die Obstmischung streuen.

Herbstmüsli mit Birnen

Unter 450 kcal pro Person
Für 2 Personen | 5–10 Min.

8 reife Pflaumen
2 reife Birnen
1 Mandarine
2 EL gehackte Walnüsse
6 EL vorgekeimte und getrocknete Hirse

• • •

Obst klein schneiden und mit dem ausgepressten Mandarinensaft vermischen. Die gehackten Walnüsse und die gekeimte Hirse über die Obstmischung streuen.

Sommermüsli mit Himbeeren >

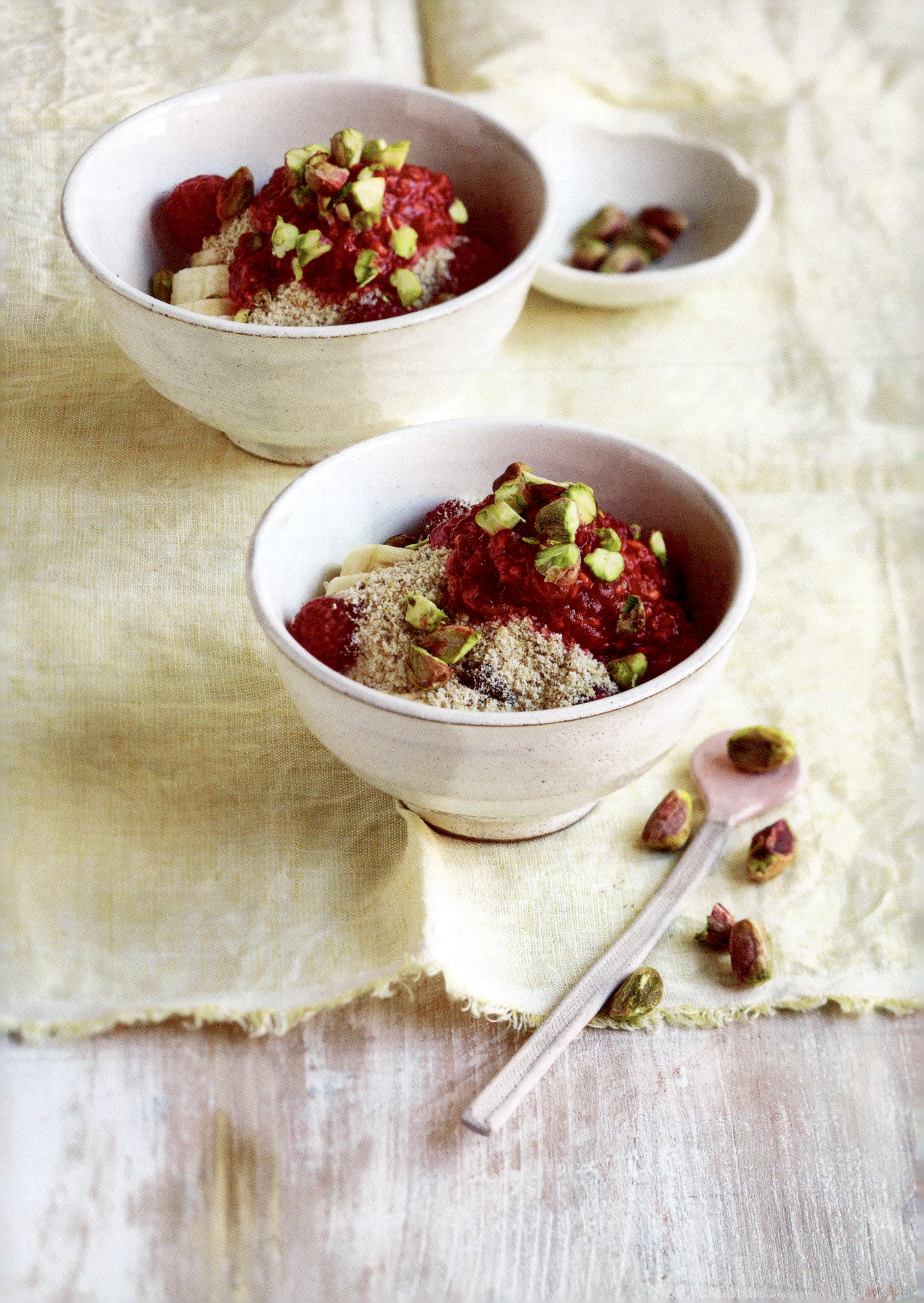

Beeren-Smoothie

Unter 450 kcal pro Person
Für 2 Personen | 5–10 Min.

1 Schälchen reife Brombeeren
1 Schälchen Schwarze Johannisbeeren
1 reife Banane
8 Paranüsse
2 EL Erdmandelflocken
450–500 ml Wasser

• • •

Johannisbeeren waschen und abzupfen. Brombeeren waschen und abtropfen lassen. Beeren, Banane, Paranüsse, Erdmandelflocken und Wasser in einem Mixer pürieren und auf 2 Gläser verteilen.

Heidelbeer-Rucola-Smoothie

Unter 450 kcal pro Person
Für 2 Personen | 5–10 Min.

1 große Schale Waldheidelbeeren
2 Hände voll Rucola
6 EL geröstete Erdmandelflocken
350 ml Wasser

• • •

Heidelbeeren waschen, abtropfen lassen. Rucola waschen und abtropfen lassen. Beides mit den Erdmandelflocken und dem Wasser in einen Mixer pürieren. Gegebenenfalls noch etwas mehr Erdmandelflocken dazugeben, wenn es zu dünnflüssig ist.

Wassermelonen-Smoothie

Unter 450 kcal pro Person
Für 2 Personen | 5–10 Min.

einige Scheiben Wassermelone
½ Banane
Saft einer Limette
2 EL Erdmandelflocken
1 Tasse Kokoswasser

• • •

Die Wassermelonenscheiben schälen und mit der halben Banane, dem Limettensaft, den Erdmandelflocken und dem Kokoswasser im Mixer pürieren und durchmischen.

Wacker-Müsli mit **Johannisbeeren**

Unter 450 kcal pro Person
Für 2 Personen | 5 Min.

2 reife Aprikosen
1 reife Mango
1 kleines Schälchen
Rote Johannisbeeren
1 Limette
10 EL Wacker-Müsli

• • •

Aprikosen waschen, entkernen und klein schneiden. Mango schälen, entkernen und klein schneiden. Johannisbeeren waschen und abzupfen. Brombeeren waschen und abtropfen lassen. Limette auspressen. — Das Müsli auf 2 Schalen verteilen, Limettensaft untermischen, Früchte darüber verteilen.

Gekeimtes Müsli mit Stachelbeeren

Unter 450 kcal pro Person
Für 2 Personen | 5 Min.

1 kleine Schale Stachelbeeren
1 reife Birne
1 Zitrone
8 EL Wacker-Müsli

• • •

Die Stachelbeeren waschen und die Enden abzupfen. Die Birne waschen, entkernen, in kleine Schnitze schneiden und in eine Schüssel geben. — Die Zitrone auspressen und den Zitronensaft zusammen mit dem Wacker-Müsli untermischen.

Wacker gekeimtes Wintermüsli

Unter 450 kcal pro Person
Für 2 Personen | 5 Min.

2 Winteräpfel wie Cox Orange oder Topaz
8 EL Wacker gekeimtes Wintermüsli
1 große oder 2 kleine Saftorangen

• • •

Die Äpfel waschen, entkernen und in kleine, sehr dünne Scheiben schneiden. Die Orange auspressen. Das Wacker gekeimte Wintermüsli mit den Äpfeln und dem Orangensaft vermischen.

Wacker-Porridge

Über 450 kcal pro Person
Für 2 Personen | 10 Min.

12 EL geröstete Erdmandelflocken
etwas Zimt
300 ml Wasser
6 EL Wacker-Müsli
2 reife Feigen

• • •

Erdmandelflocken und Zimt in Wasser unter Rühren erhitzen. Vom Herd nehmen und das Müsli daruntermischen. Die Feigen klein schneiden und darüber verteilen.

Würziges Porridge

Über 450 kcal pro Person
Für 2 Personen | 15 Min.

1 Karotte
16 EL Erdmandelflocken
150 ml Wasser
150 ml Kokoswasser
1 TL Kurkuma
schwarzer Pfeffer
Kreuzkümmel
gemahlener Koriander
gemahlene Nelken
2 EL gehackte Paranüsse

• • •

Karotte waschen, fein reiben, mit Erdmandelflocken mischen und mit heißem Wasser und Kokoswasser übergießen, umrühren und kurz aufquellen oder etwas länger garen lassen. — Gewürze nach Geschmack dazugeben und die Paranüsse untermischen.

Salate und Rohkost für mittags

Salate gehören mittags immer dazu, auch wenn Sie dieses 4-Wochen-Programm hinter sich gebracht haben. Versuchen Sie sich jetzt schon daran zu gewöhnen, Ihren Salat schon mittags zu essen. Ihre Leber und Ihr Darm tun sich leichter damit, als wenn sie abends mit Rohkost konfrontiert werden.

Babyspinatsalat mit Wassermelone

Unter 450 kcal pro Person
Für 2 Personen | 5–10 Min.

3 Hände voll Babyspinat
1 Limette
1–2 Scheiben reife Wassermelone
4 EL Olivenöl
Kräutersalz
frisch gemahlener schwarzer Pfeffer
2 EL getrocknete Hirsekeimlinge

• • •

Spinat waschen und abtropfen lassen. Limette auspressen. Melonenfruchtfleisch würfeln. — Aus Olivenöl, Limettensaft und Gewürzen ein Dressing zubereiten. — Spinat auf 2 Teller verteilen, Melonenwürfel darübergeben, Dressing und Hirsekeimlinge darübergeben.

Radieschen-Salat

Unter 450 kcal pro Person
Für 2 Personen | 15 Min.

1 Bund Radieschen
3 EL Olivenöl
½ Limette, Saft
Kräutersalz
frisch gemahlener schwarzer Pfeffer
2 EL Zedernkerne

• • •

Radieschen waschen und in Scheiben schneiden. Aus Öl, Limettensaft und Gewürzen ein Dressing zubereiten und mit den Zedernkernen über die Radieschen verteilen.

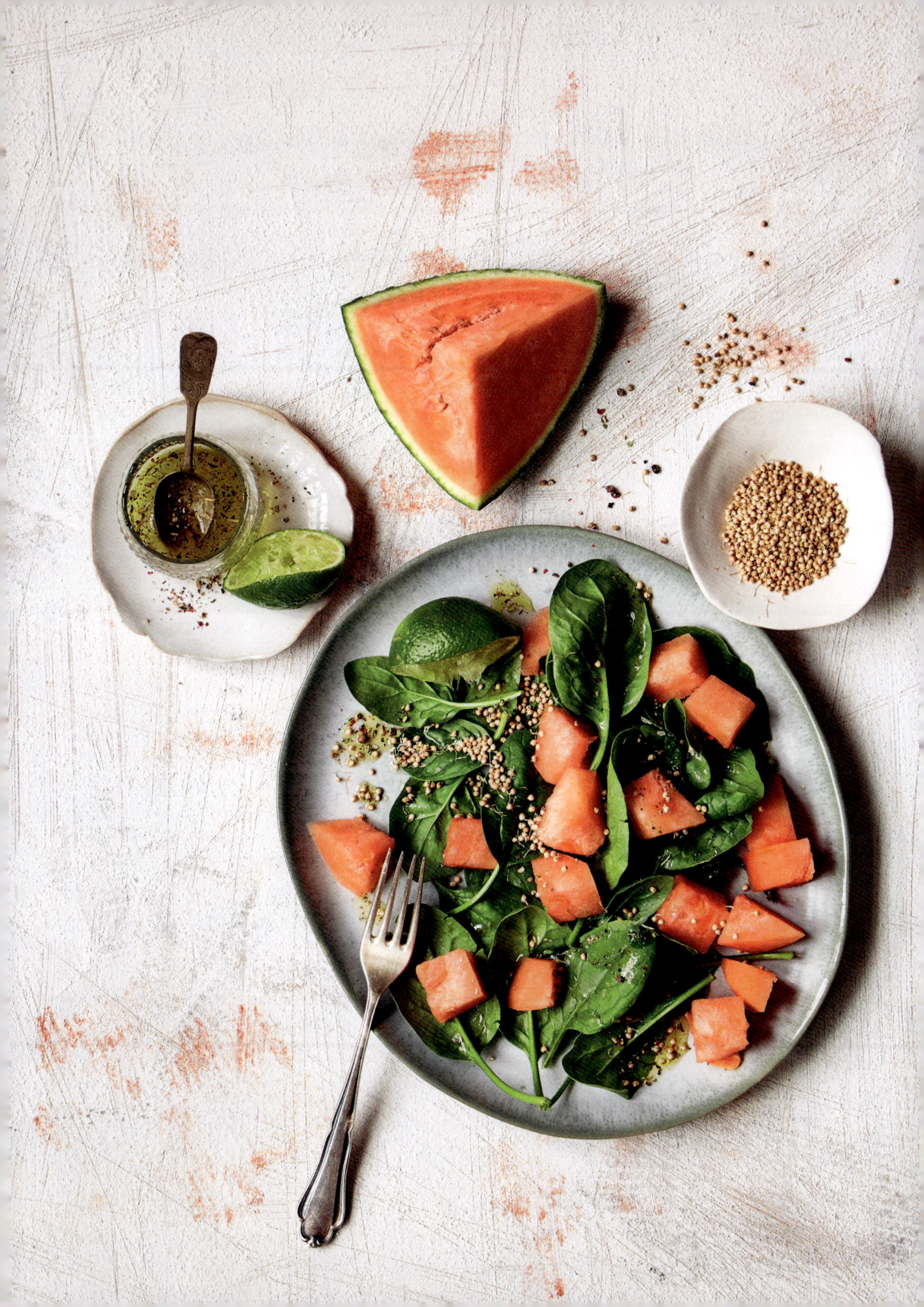

Löwenzahn-Rote-Bete-**Salat**

Unter 450 kcal pro Person
Für 2 Personen | 10 Min.

1 Rote Bete
60 g Löwenzahnblätter
1 Apfel
2 Mandarinen
etwas Avocadoöl
etwas Gomasio
frisch gemahlener schwarzer Pfeffer

• • •

Löwenzahnblätter waschen und in feine Streifen schneiden. Rote Bete schälen und fein reiben. Apfel waschen und mit Schale reiben. Eine Mandarine schälen und die Mandarinenfilets von ihrer Haut befreien. — Löwenzahnsalat mit dem Saft einer halben Mandarine beträufeln, etwas Avocadoöl, Gomasio und Pfeffer darübergeben. Alles vorsichtig vermengen und die Rote Bete darübergeben. Zum Schluss den geriebenen Apfel und die Mandarinenfilets darübergeben. Alles mit dem Saft der anderen halben Mandarine beträufeln, noch einmal etwas Avocadoöl darübergeben und etwas salzen und pfeffern.

Brunnenkresse-Radieschen-**Salat**

Unter 450 kcal pro Person
Für 2 Personen | 15 Min.

3–4 Hände voll frische Brunnenkresse
1 mittelgroße Karotte
5–6 Radieschen
1 Frühlingszwiebel
3 EL Haselnussöl
½ Limette, Saft
frisch gemahlener schwarzer Pfeffer
Sesamsalz

• • •

Brunnenkresse waschen und abtropfen lassen. Karotte mit der Gemüsebürste unter fließendem Wasser bürsten und klein raspeln. Radieschen waschen und in dünne Scheiben schneiden. — Frühlingszwiebel schälen und klein schneiden. Aus Haselnussöl, dem Limettensaft und Gewürzen ein Dressing zubereiten, mit den Frühlingszwiebeln vermischen und mit den Karotten und den Radieschen unter die Kresse mischen.

TIPP Brunnenkresse gibt es im Frühling oft auf Wochenmärkten zu finden. Der Salat kann auch mit Gartenkresse zubereitet werden, die es in jedem Supermarkt gibt.

Kimchi mit Rettich und schwarzem Sesam

Unter 450 kcal pro Person | Für 2 Personen
15 Min. + einige Tage Lagerungszeit

1 kleiner Chinakohl (ca. 600 g)
4 EL Kräutersalz
1 langer weißer Rettich (ca. 200 g)
2 gestr. TL Chilipulver
1 EL Sesamöl geröstet
1 TL Sesamsalz
1 EL schwarzer Sesam
1 EL Agavensirup

• • •

Chinakohl waschen, Strunk herausschneiden und Kohl in breite Streifen von 6 bis 7 cm Länge und etwa 3 cm Breite schneiden. Rettich waschen und klein raspeln. — Ein Drittel der Chinakohlblätter in eine Schale schichten und 1 EL Kräutersalz darüber verteilen. Mit dem zweiten und dritten Drittel genauso verfahren. Zum Schluss den Rettich mit 1 EL Kräutersalz darübergeben. — Sesamöl mit Sesamsalz, Sesam, Chilipulver und Agavensirup vermischen und über die Schichten träufeln und die Masse mit einem Holzlöffel andrücken. Die Schale mit einem Küchentuch abdecken und das Ganze 2–3 Stunden ziehen lassen — Danach mit einem Holzlöffel alles durchmischen und 3 weitere Stunden ziehen lassen. Danach kann das Kimchi im Kühlschrank gelagert werden. Am besten schmeckt es nach 2 bis 3 Tagen.

TIPP Bitte beachten Sie, dass Sie die Schale nicht mit einer Alufolie abdecken, da der Gärprozess Luft benötigt. Verwenden Sie auch kein Salatbesteck aus Metall. Kimchi schmeckt sehr scharf, kurbelt wunderbar die Verdauung an und sollte stets als Salatbeilage verzehrt werden.

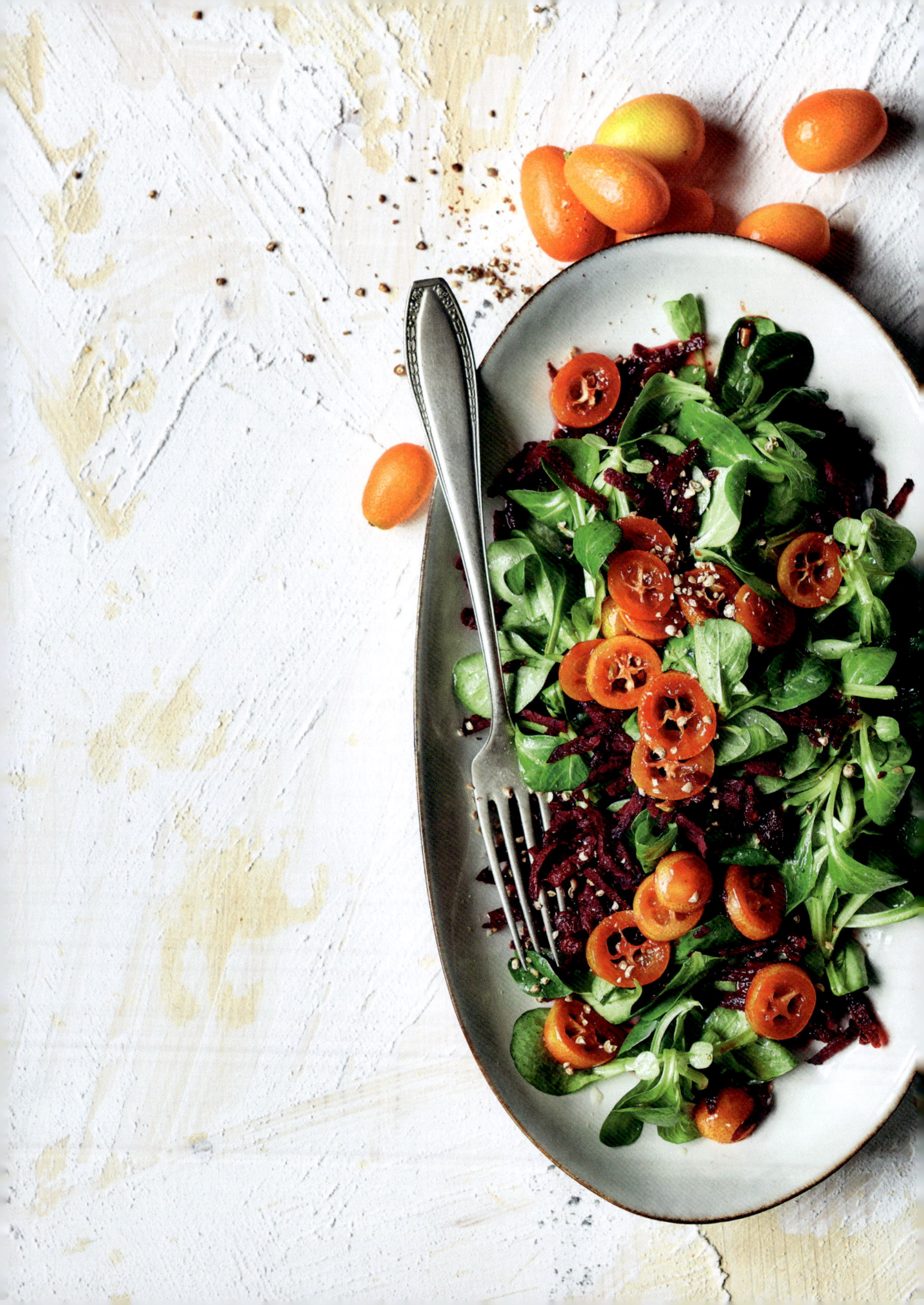

Feldsalat mit **Kumquats**

Unter 450 kcal pro Person

Für 2 Personen 15 Min.

100 g Feldsalat
5 Kumquat
Dattelsirup
¼ Rote Bete
1 Clementine
etwas Mandelöl
etwas Kräutersalz
etwas gemahlener weißer Pfeffer

• • •

Den Feldsalat gut waschen und abtropfen lassen. Die Kumquats waschen, in Scheiben schneiden und mit dem Dattelsirup in einer Pfanne leicht karamellisieren. — In der Zwischenzeit die Rote Bete raspeln. Für das Dressing die Clementine halbieren und auspressen. Mit etwas Mandelöl, Salz und Pfeffer verrühren. Den Feldsalat in dem Dressing wenden und auf 2 Tellern anrichten und die geraspelte Rote Bete und die karamellisierten Kumquats darübergeben.

< Feldsalat mit Kumquats

Zucchinispaghetti-**Salat**

Unter 450 kcal pro Person

Für 2 Personen 15 Min.

2 Zucchini (gelb und grün)
1 Ochsenherztomate
einige Stängel Basilikum
4 EL Olivenöl
Saft ½ Zitrone
frisch gemahlener schwarzer Pfeffer
Sesamsalz

• • •

Zucchini waschen, den Strunk abschneiden und die Zucchini mit dem Spiralschneider zu Spaghetti drehen. Tomate waschen und in Stückchen schneiden. Basilikum waschen und klein schneiden. — Aus Olivenöl, Zitronensaft, Basilikum und Gewürzen ein Dressing zubereiten und mit den Tomatenstückchen über die Zucchinispaghetti verteilen.

Kürbissalat mit Kräuterseitlingen

Unter 450 kcal pro Person | **Für 2 Personen** | **30 Min.**

1 Butternut-Kürbis
5–6 frische Walnüsse
250 g Kräuterseitlinge
1 TL Sesamsalz
etwas schwarzer Pfeffer
1 TL gerebelter Oregano
1 Ochsenherztomate
1 kleiner Bund Basilikum
4 EL Olivenöl
1 Zitrone

• • •

Den Kürbis abwaschen. Die Enden abschneiden, damit er am Schluss besser stehen kann. Den Kürbis halbieren. Die Kürbiskerne mit einem Löffel entfernen. Das Kürbisfleisch mit einem Kugelausstecher oder einem Löffel lösen und in kleine mundgerechte Stücke schneiden. — Die Kürbishälften in den Gemüsedämpfer geben, bis sie bissfest sind. Die Walnüsse knacken, die Kerne herauslösen. Die Kräuterseitlinge in Scheiben schneiden und in Olivenöl anbraten und würzen. — Die Kräuterseitlinge dann aus der Pfanne nehmen und in eine kleine Schüssel geben. In derselben Pfanne die Kürbisstücke anbraten, bis sie weich sind, und würzen. — Die Tomate würfeln und das Basilikum fein schneiden. Alles zusammen in eine Schüssel geben. Mit etwas Olivenöl und Zitrone vermengen und eventuell nochmal mit Salz und Pfeffer nachwürzen. — Die Kürbishälften jeweils auf einen Teller stellen und den Salat einfüllen. Zum Schluss noch die Walnüsse über den Salat geben und mit ein paar Basilikumblättern garnieren.

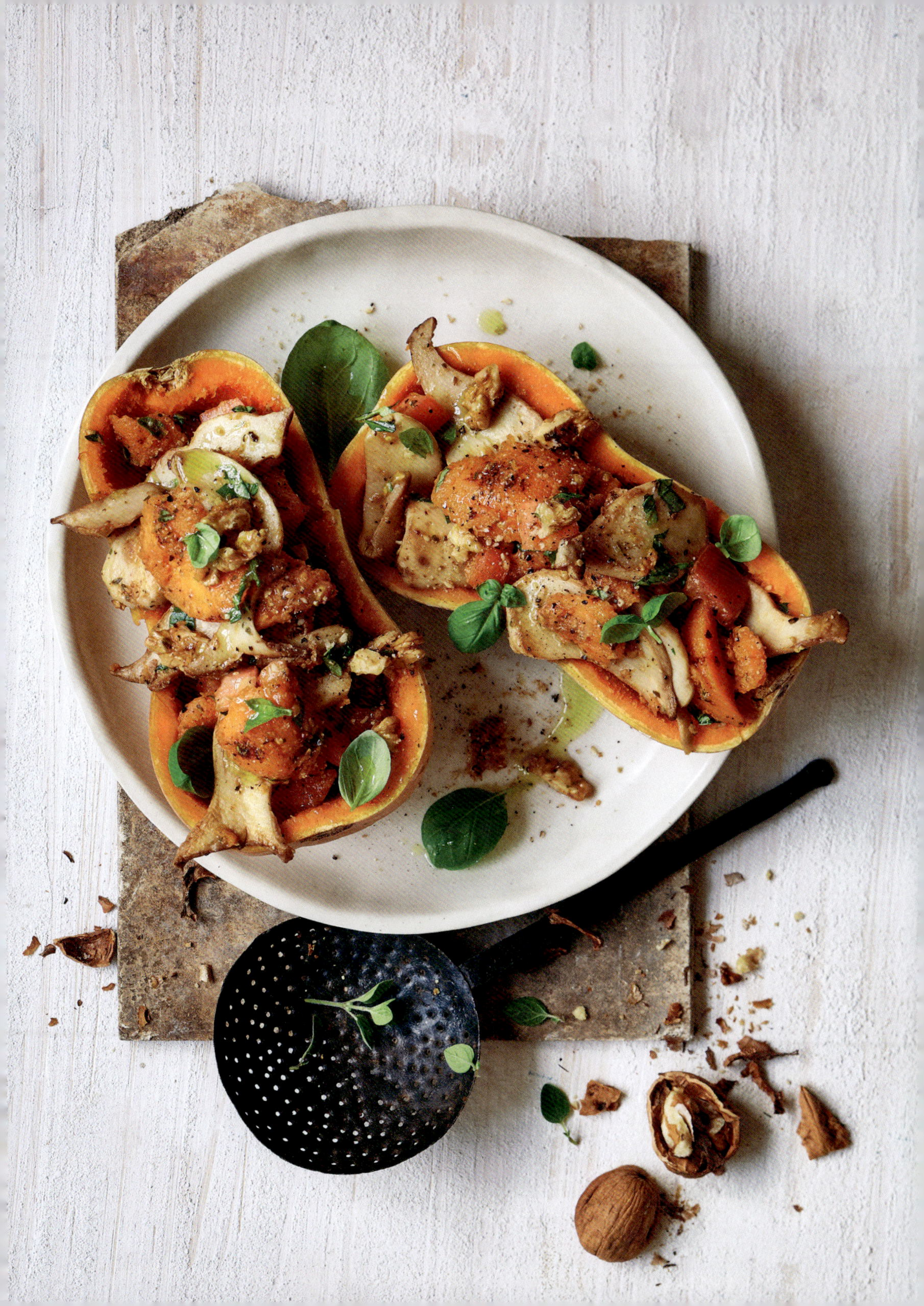

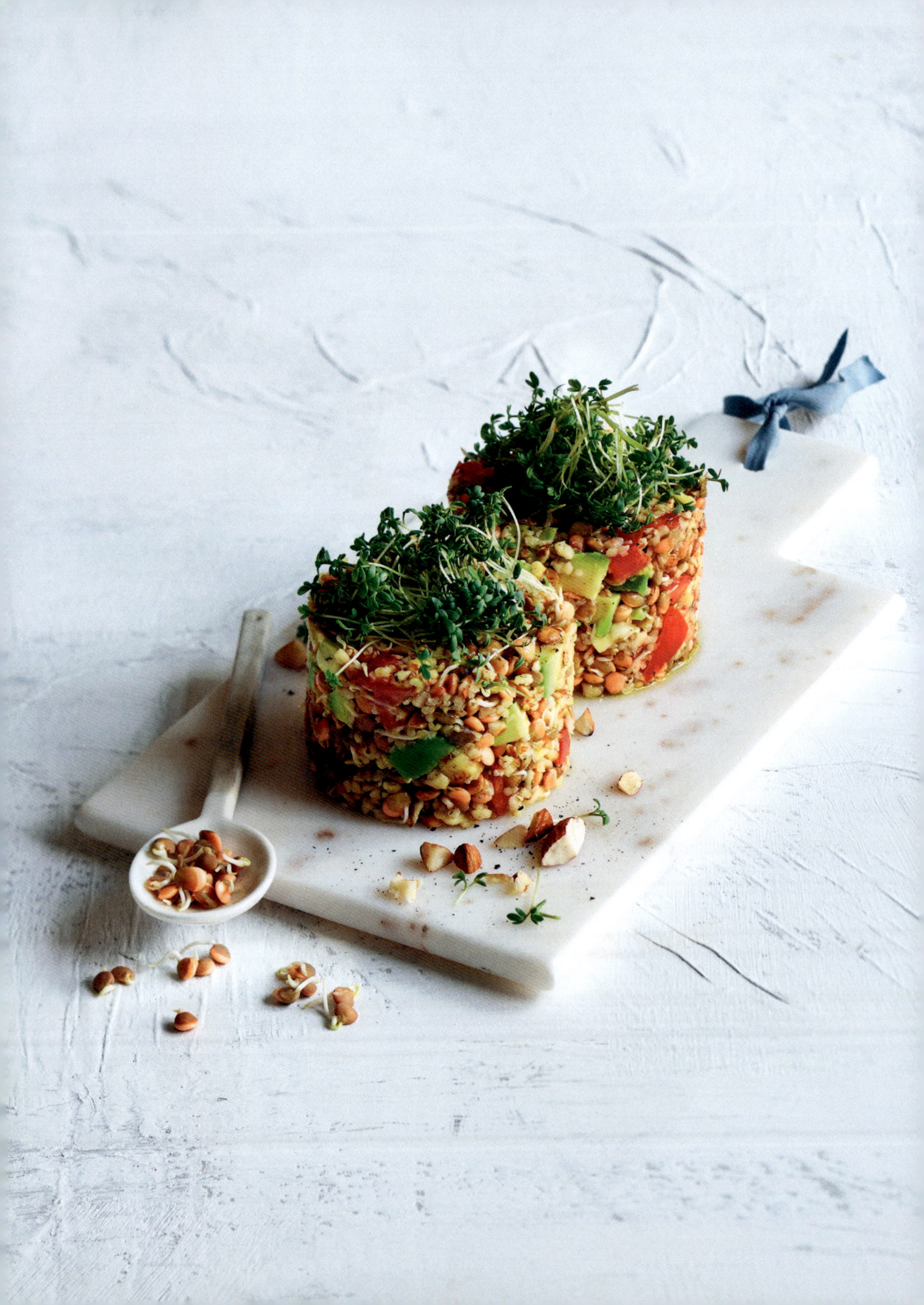

Tatar von gekeimten Berglinsen und Avocado

Über 450 kcal pro Person | Für 2 Personen
15 Min. + bitte die Berglinsen 2 Tage davor zum Keimen ansetzen

1 kleine Limette
2 reife Avocados
4 reife Eiertomaten (im Winter getrocknete Tomaten)
8 EL gekeimte Berglinsen
8 EL fein gehackte Mandeln
2 EL Avocadoöl
1 TL Kräutersalz
frisch gemahlener schwarzer Pfeffer
1 Schale Gartenkresse

• • •

Die Limette auspressen. Die Avocados halbieren, auslösen, den Kern entfernen. Die Avocados in feine Würfelchen schneiden und den Limettensaft darüberträufeln. Die Tomaten waschen, achteln und daruntermischen. — Die gekeimten Berglinsen zusammen mit dem Öl, den gehackten Mandeln und den Gewürzen unter die Avocado-Limetten-Mischung geben. — Geben Sie dem Tatar in einem Speisenring Form und verteilen Sie die Kresse über die 2 Portionen.

< Tatar von gekeimten Berglinsen und Avocado

Kartoffelsalat mit Avocadomayonnaise

Unter 450 kcal pro Person
Für 2 Personen | 30 Min.

4 Kartoffeln (ca. 300 g)
1 rote Zwiebel
20 g Babymangold
etwas Kräutersalz
½ Avocado
etwas Mandelmilch
etwas gemahlener weißer Pfeffer
etwas Avocadoöl
2 EL Rotkohl- oder Rote-Bete-Sprossen

• • •

Kartoffeln ungeschält im Gemüsedämpfer weich kochen, pellen und in Scheiben schneiden. Zwiebel schälen und fein würfeln. Den Babymangold waschen und abtropfen lassen. — Für die Avocadomayonnaise eine halbe Avocado mit etwas Salz, Pfeffer und Mandelmilch cremig pürieren. — Kartoffelscheiben, Zwiebelwürfel und 2 EL von der Avocadomayonnaise verrühren. Nach eigenem Geschmack mit Salz und Pfeffer würzen. Und zum Schluss den Babymangold unterheben. — Nun kann man alles liebevoll in einem Weckglas oder auf einem Teller anrichten und zum Schluss etwas Avocadoöl darüberträufeln und die roten Sprossen darübergeben.

Salat von Berglinsenkeimlingen

Unter 450 kcal pro Person | **Für 2 Personen**
15 Min. + die Berglinsen 2 Tage davor ansetzen

2 kleine Zucchini
2 kleine Gelbe Bete (gelbe Karotten)
100 g gekeimte Berglinsen
1 Limette, Saft
6 EL Olivenöl
1 Schälchen Gartenkresse
1 gehäufter EL Sesamsalz
frisch gemahlener schwarzer Pfeffer

• • •

Die Zucchini waschen, fein raspeln und den Strunk entfernen. Die Gelbe Bete waschen, schälen, fein raspeln und mit zwei Drittel der Berglinsen unter die Zucchini mischen. Die Limette auspressen. — Aus dem Olivenöl, dem Limettensaft, der Hälfte der Kresse und den Gewürzen ein Dressing mischen. Über den Salat geben und die restlichen Berglinsen und die restliche Kresse darüber verteilen.

Karotten-Rettich-Kresse-Salat

Unter 450 kcal pro Person | **Für 2 Personen**
25 Min. + 30 Min. Ziehzeit

8 Walnüsse
1 schwarzer Rettich
1 mittelgroße Karotte
1 Frühlingszwiebel
1 TL Sesamsalz
2 EL Sesamöl
½ Limette, Saft
1 Schale Gartenkresse

• • •

Die Walnüsse knacken und die Nüsse klein hacken. Den Rettich waschen, schälen und raspeln. Die Karotte mit der Gemüsebürste unter fließendem Wasser säubern und klein raspeln. — Die Frühlingszwiebel waschen, schälen, in Ringe schneiden und mit den Rettich- und Karottenraspeln vermischen. Das Sesamsalz dazugeben und etwa eine halbe Stunde durchziehen lassen. — Den Sud abgießen, mit dem Sesamöl und dem Limettensaft vermischen und mit den gehackten Walnüssen unter den Salat mischen. Die Kresse abschneiden und über den Salat geben.

Avocado-Gazpacho mit Ochsenherz-tomaten

Über 450 kcal pro Person
Für 2 Personen | 15 Min.

4 Ochsenherztomaten
einige Stängel Basilikum
2 EL Olivenöl
Kräutersalz
frisch gemahlener bunter Pfeffer
2 Limetten
2 reife Avocados

• • •

Die Tomaten waschen, den grünen Strunk herausschneiden und die Tomaten mit einigen Basilikumblättern, dem Öl und den Gewürzen pürieren. — Die Limetten auspressen. Die Avocados entkernen, in kleine Würfel schneiden und mit dem Kräutersalz, dem Pfeffer und dem Limettensaft vorsichtig vermischen. — Die Avocadowürfel in die Mitte von 2 Suppenschalen geben und das Tomatenpüree darübergießen.

Avocadocreme mit Sesam und Banane

Über 450 kcal pro Person
Für 2 Personen | 15 Min.

2 Limetten
1 reife Avocado
2 EL Tahin (Sesammus)
etwas Chilipulver oder frischer Chili
1 TL Kurkuma
etwas frisch gemahlener bunter Pfeffer
2 EL ungeschälter Sesam
etwas Wassermelone zur Deko (wenn gerade Sommer ist)
½ Banane

• • •

Die Limetten auspressen. Die Avocado entkernen und mit Tahin, Chili, Kurkuma, Pfeffer und Limettensaft pürieren. Banane in Scheiben schneiden und in die Avocadocreme stecken. — Mit Melonenwürfeln oder dekorativ ausgestochenen Melonenherzchen oder Kugeln dekorieren. — Die Sesamsamen über die Avocadocreme verteilen. Passt wunderbar als Füllung in eine Ofensüßkartoffel oder zu Pellkartoffeln.

Suppen

Basische Suppen kann man immer essen, auch zu jeder Tageszeit, und natürlich gehören sie auch in Ihr 4-Wochen-Programm. Finden Sie Ihre Lieblingssuppen heraus und machen Sie es sich nach diesem Programm zum Ritual, an 2–3 Tagen in der Woche eine saure Mahlzeit durch eine basische Suppe zu ersetzen.

Karottensuppe

Unter 450 kcal pro Person
Für 2 Personen | 40 Min.

100 g gelbe Karotten
100 g Karotten
1 Zwiebel
Brat-Olivenöl
600 ml Wacker-Gemüsebrühe
1 TL Kurkuma
etwas Oregano
2 TL Sesamsalz
schwarzer Pfeffer

• • •

Karotten und Zwiebel schälen, grob würfeln, in Olivenöl anbraten und mit Gemüsebrühe ablöschen. — Circa ca. 20 Minuten garen und dann mit dem Stabmixer fein pürieren. Mit den Gewürzen abschmecken.

Asiatische Misosuppe mit Algen

Unter 450 kcal pro Person
Für 2 Personen | 30 Min.

1 Karotte
1 kleine Wurzelpetersilie
600 ml Wacker-Gemüsebrühe
2 g Wakame Instant Algen (von Arche)
1 EL Misopaste (Bioqualität)

• • •

Karotte waschen und in Scheiben schneiden. Petersilienwurzel schälen und würfeln. — In der Gemüsebrühe garen. Am Ende die Algen dazugeben und die Misopaste einrühren.

Asiatische Misosuppe mit Algen >

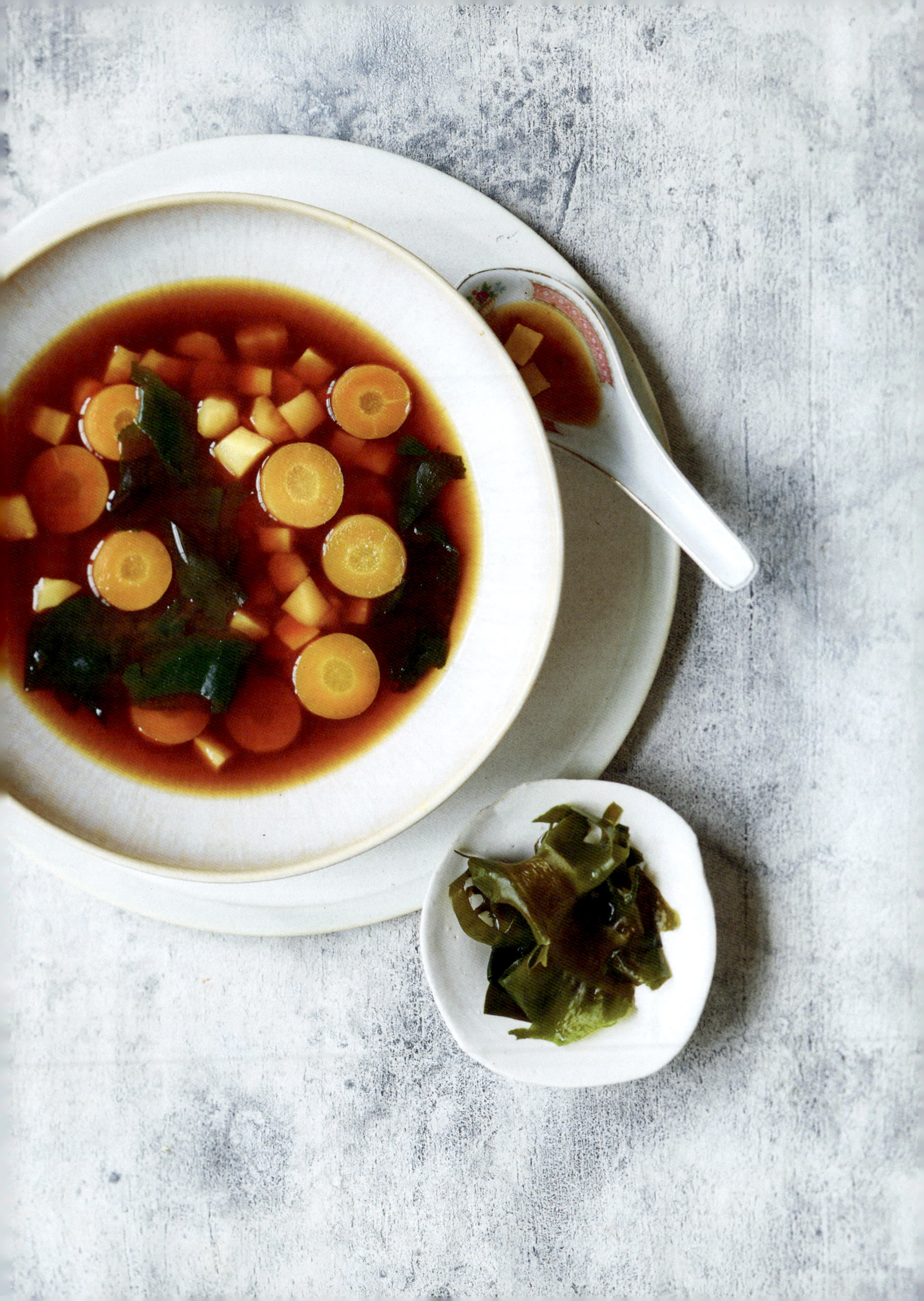

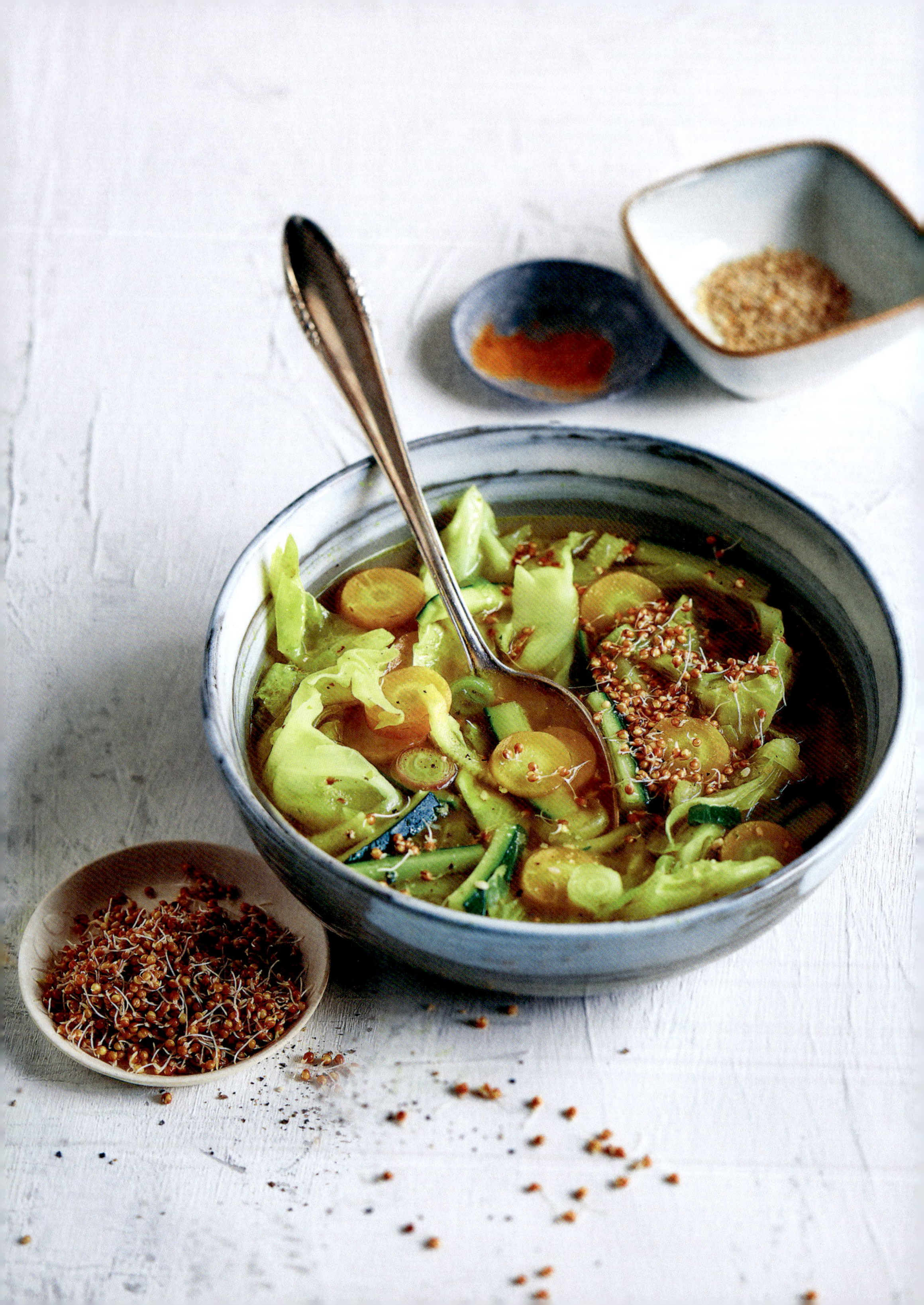

Butternutsuppe mit gerösteten **Kürbiskernen**

Unter 450 kcal pro Person
Für 2 Personen | 40 Min.

1 mittelgroßer Butternut-Kürbis
3 mittelgroße Kartoffeln
1 große Zwiebel
2 EL Erdnussöl
1 EL Kurkuma
1 TL Kreuzkümmel
600 ml Wasser
1 EL Sesamsalz
2 Hände voll Babyspinat
1 EL Kürbiskerne

• • •

Kürbis waschen, schälen und in grobe Stücke schneiden. Kerne entfernen. Kartoffeln schälen und grob würfeln. Zwiebel schälen und klein würfeln. — Erdnussöl in einem Topf erhitzen, die Zwiebeln mit den Gewürzen darin glasig dünsten und die Kürbis- und Kartoffelstücke dazugeben. — Wasser und Sesamsalz zufügen und die Kürbis-Kartoffel-Mischung ca. 20 Minuten kochen lassen. Die fertige Suppe mit einem Stabmixer pürieren. — Spinat waschen und in wenig Wasser einige Minuten dünsten. Mit etwas Sesamsalz würzen und unter die Suppe ziehen. Kürbiskerne in einer Pfanne kurz anrösten und darübergeben.

< Karotten-Zucchini-Suppe mit Spitzkohl

Karotten-Zucchini-Suppe mit **Spitzkohl**

Unter 450 kcal pro Person
Für 2 Personen | 30 Min.

2 kleine Zucchini
1 Karotte
1 kleiner Spitzkohl
2 kleine Frühlingszwiebeln
2 cm frischer Ingwer
2 EL Sesamöl
1 TL Sesamsalz
1 TL Kurkuma
etwas Kreuzkümmel
etwas Chilipulver
etwas schwarzer Pfeffer
600 ml Wacker-Gemüsebrühe
2 EL vorgekeimte Hirse

• • •

Zucchini waschen und in Stifte schneiden. Karotte gut waschen und in dünne Scheiben schneiden. Spitzkohl waschen, abtropfen lassen und in dicke Streifen schneiden. Frühlingszwiebeln schälen und in kleine Ringe schneiden. — Ingwerstück schälen und fein reiben oder sehr klein schneiden. Sesamöl leicht erhitzen und die Frühlingszwiebeln mit den Gewürzen darin andünsten. — Spitzkohlstreifen dazugeben, kurz umrühren und gleich danach die Zucchinistifte, die Karottenscheiben und die Gemüsebrühe dazugeben und ca. 15 Minuten garen. Mit der Hirse bestreut servieren.

Bunte Suppe mit Buschbohnen

Unter 450 kcal pro Person

Für 2 Personen | 30 Min.

2 Karotten
1 Pastinake
1 Handvoll Buschbohnen
einige Stängel Glattpetersilie
etwas Bohnenkraut
2 Schalotten
2 EL Erdnussöl
1 EL Sesamsalz
frisch gemahlener schwarzer Pfeffer
1 TL Kurkuma
1 TL gemahlener Koriander
600 ml Wasser

• • •

Karotte und Pastinake gut waschen und in Scheiben schneiden. Bohnen waschen, halbieren und die Spitzen abschneiden. Glattpetersilie und Bohnenkraut waschen und die Blättchen abzupfen. — Schalotten schälen, klein schneiden und im Erdnussöl glasig dünsten. Die Gewürze, außer der Glattpetersilie, dazugeben. — Gemüse mit dem Wasser zu den Zwiebeln geben und die Gemüsemischung 15 bis 20 Minuten garen lassen. Die Petersilie am Ende der Garzeit zur Suppe geben. Die Suppe wird nicht püriert. Im Frühling und im Winter, wenn es keine Buschbohnen gibt, können Sie auch Lauch verwenden.

Süßkartoffelsuppe

Über 450 kcal pro Person

Für 2 Personen | 30 Min.

ca. 2 cm frischer Ingwer
4 Süßkartoffeln
1 mittelgroße Zwiebel
4 EL Sesamöl
1 EL Sesamsalz
1 TL Kurkuma
1 TL Kreuzkümmel
etwas Chilipulver
etwas frisch gemahlener schwarzer Pfeffer
600 ml Wacker-Gemüsebrühe
einige Stängel Basilikum
1 Handvoll Petersilie

• • •

Ingwer schälen und auf der Ingwerreibe zerkleinern. Wenn Sie keine Ingwerreibe besitzen, schneiden Sie den Ingwer sehr klein. Die Süßkartoffeln waschen, schälen und vierteln. — Die Zwiebel schälen, klein schneiden und in 2 EL Sesamöl mit den Gewürzen glasig dünsten. — Die Süßkartoffeln mit der Gemüsebrühe dazugeben und garen. Vorsicht, das geht schneller als bei normalen Kartoffeln. — Die Süßkartoffelsuppe mit dem Stabmixer pürieren. Die frischen Kräuter waschen, klein zupfen und unter die Suppe mischen.

Blumenkohlcremesuppe mit Kurkuma

Unter 450 kcal pro Person

Für 2 Personen | 30 Min.

1 mittelgroßer Blumenkohl
2 Kartoffeln
1 kleine Zwiebel
ca. 2 cm frischer Ingwer
4 EL Rapsöl (oder Erdnussöl)
1 TL Sesamsalz
1 EL Kurkuma
etwas Chilipulver – je nach Schärfebedarf
600 ml Wacker-Gemüsebrühe
einige Blätter Glattpetersilie

• • •

Den Blumenkohl waschen und in kleine Röschen brechen. Die Kartoffeln waschen, schälen und in grobe Stücke schneiden. Die Zwiebel schälen und klein würfeln. Den Ingwer schälen und sehr fein würfeln. — Das Rapsöl erhitzen und die Zwiebel mit den Gewürzen darin glasig dünsten. Die Gemüse und die Gemüsebrühe dazugeben und ca. 15 Minuten garen. — Mit dem Stabmixer pürieren. Die Glattpetersilie klein schneiden und über die Suppe streuen.

Selleriecremesuppe

Unter 450 kcal pro Person

Für 2 Personen | 30 Min.

1 Knollensellerie
2 Süßkartoffeln
1 Zwiebel
3 Stängel Glattpetersilie
3 EL Sesamöl
1 EL Sesamsalz
schwarzer Pfeffer
1 TL Kurkuma
600 ml Wacker-Gemüsebrühe

• • •

Den Knollensellerie und die Süßkartoffeln waschen, schälen und in grobe Stücke schneiden. Die Zwiebel schälen und klein würfeln. Petersilie waschen und klein schneiden. — Das Sesamöl erhitzen und die Zwiebel mit den Gewürzen, außer der Petersilie, darin glasig dünsten. Knollensellerie, Süßkartoffeln und Gemüsebrühe dazugeben. — Nach 20 bis 25 Minuten mit dem Stabmixer pürieren und danach die Petersilie untermischen.

Hauptgänge für mittags und abends

Diese Gerichte eignen sich für mittags und abends. Achten Sie darauf, dass Sie für das Abendessen bevorzugt Gerichte unter 450 kcal auswählen, denn in den Abendstunden wird meist nicht mehr viel Energie benötigt.

Wirsing-Lauch-Curry aus dem Wok

Unter 450 kcal pro Person
Für 2 Personen | 30 Min.

2 Kartoffeln
2 Wirsingblätter
1 Karotte
1 kleine Stange Lauch
2 EL Erdnussöl
2 EL Sesamsalz
½ TL Kreuzkümmel
1 TL Kurkuma
½ TL gemahlener Koriander
4 getrocknete Aprikosen
1 gehäufter TL Tahin (Sesammus)

• • •

Die Kartoffeln waschen und im Gemüsedämpfer ca. 20 Minuten garen. Gekochte Kartoffeln etwas abkühlen lassen, pellen und würfeln. — Inzwischen Karotte, Wirsingblätter und Lauch waschen und in sehr dünne Streifen schneiden. — Das Erdnussöl im Wok erhitzen und die Gewürze mit Karotte, Wirsingblättern und Lauch unter ständigem Rühren andünsten. Die getrockneten Aprikosen klein schneiden und zugeben. Am Ende die Kartoffelwürfel und das Tahin unterrühren.

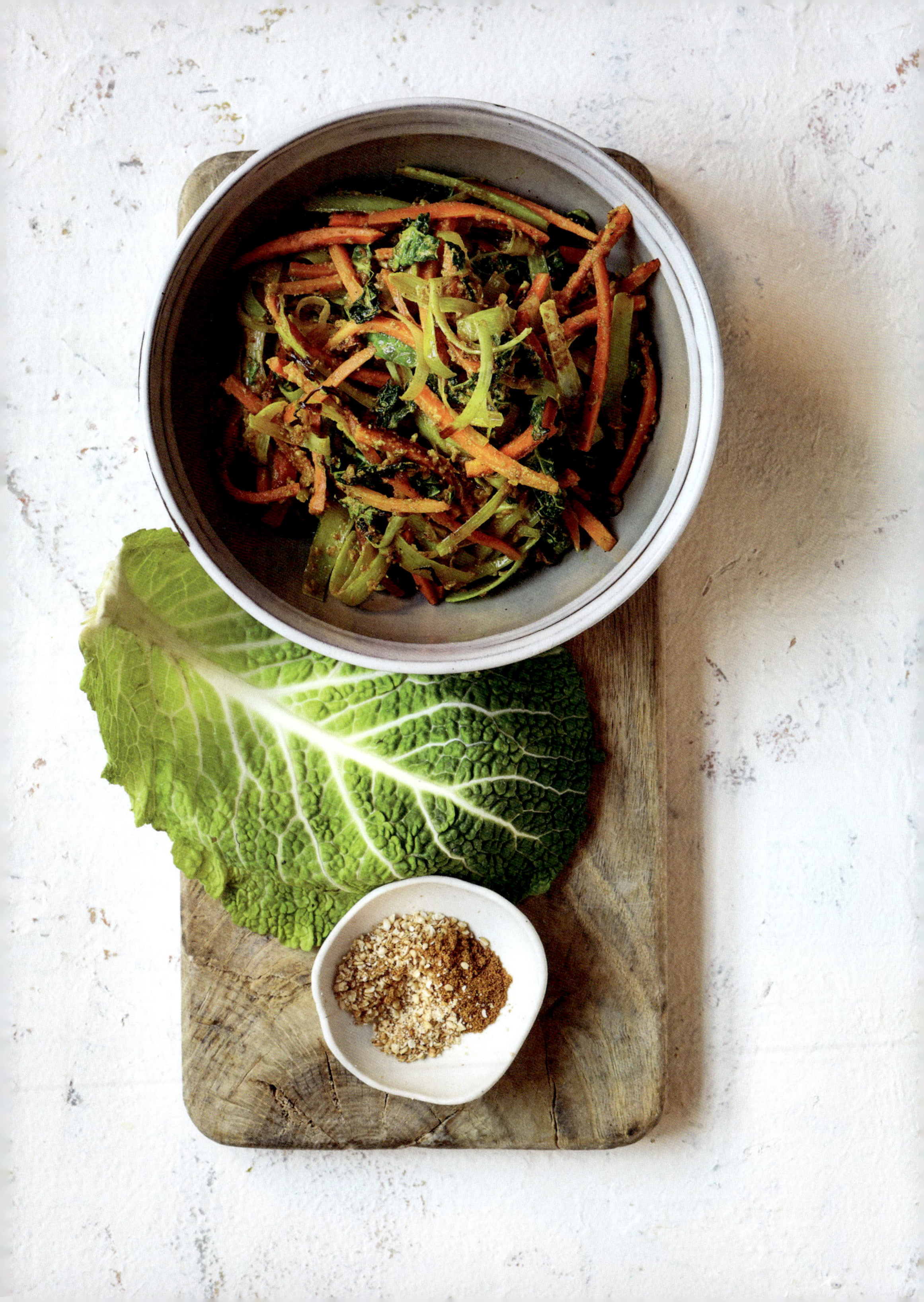

Wacker-Pizza aus gekeimtem Kichererbsenmehl

Für den Teig:
180 g Wacker gekeimtes Kichererbsenmehl
300 ml Wasser
½ TL Kräutersalz
etwas frisch gemahlener schwarzer Pfeffer
4 EL Olivenöl

• • •

Für den Belag:
½ Bund Basilikum
200 g Kirschtomaten
6 EL Olivenöl
1 TL Oregano
etwas Kräutersalz
frisch gemahlener schwarzer Pfeffer
½ Limette, Saft

• • •

Über 450 kcal pro Person | Für 4 Personen | 25 Min. + 4 Std. Ruhezeit

Für den Teig: Das gekeimte Kichererbsenmehl in eine Schüssel geben, nach und das Wasser dazugeben und mit einem Schneebesen klumpenfrei rühren. Die Gewürze und das Olivenöl einrühren und den Teig 4 Stunden ruhen lassen. — Für den Belag: Bis auf einige Blätter für die Deko den Basilikum waschen, abtropfen lassen und im Mixer oder mit einem Wiegemesser fein hacken. — Die Tomaten waschen, vierteln und mit dem Olivenöl, dem gehackten Basilikum und den Gewürzen vermischen. — Den Backofen auf 220 C vorheizen. Eine runde Backform (30 cm Durchmesser) mit etwas Olivenöl ausstreichen, den Teig einfüllen und ca. 25 Minuten im Ofen backen, bis er goldbraun wird. — Die Backform herausnehmen, den Belag darauf verteilen und die Kichererbsenpizza noch einmal für 3 bis 5 Minuten in den Ofen geben. Dann die Form herausnehmen, die Pizza in Stücke teilen und auf 2 Tellern mit den Basilikumblättern dekoriert servieren.

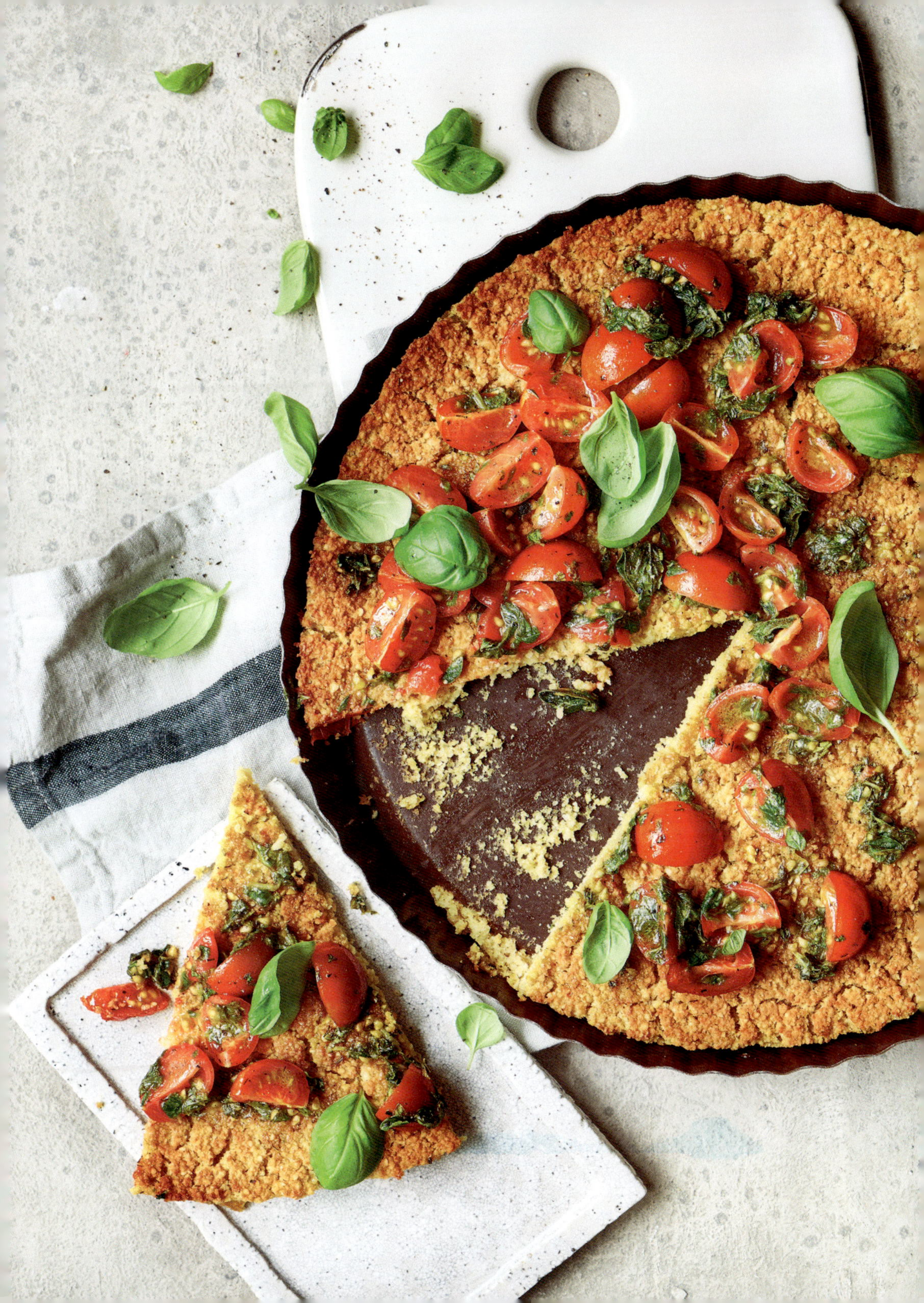

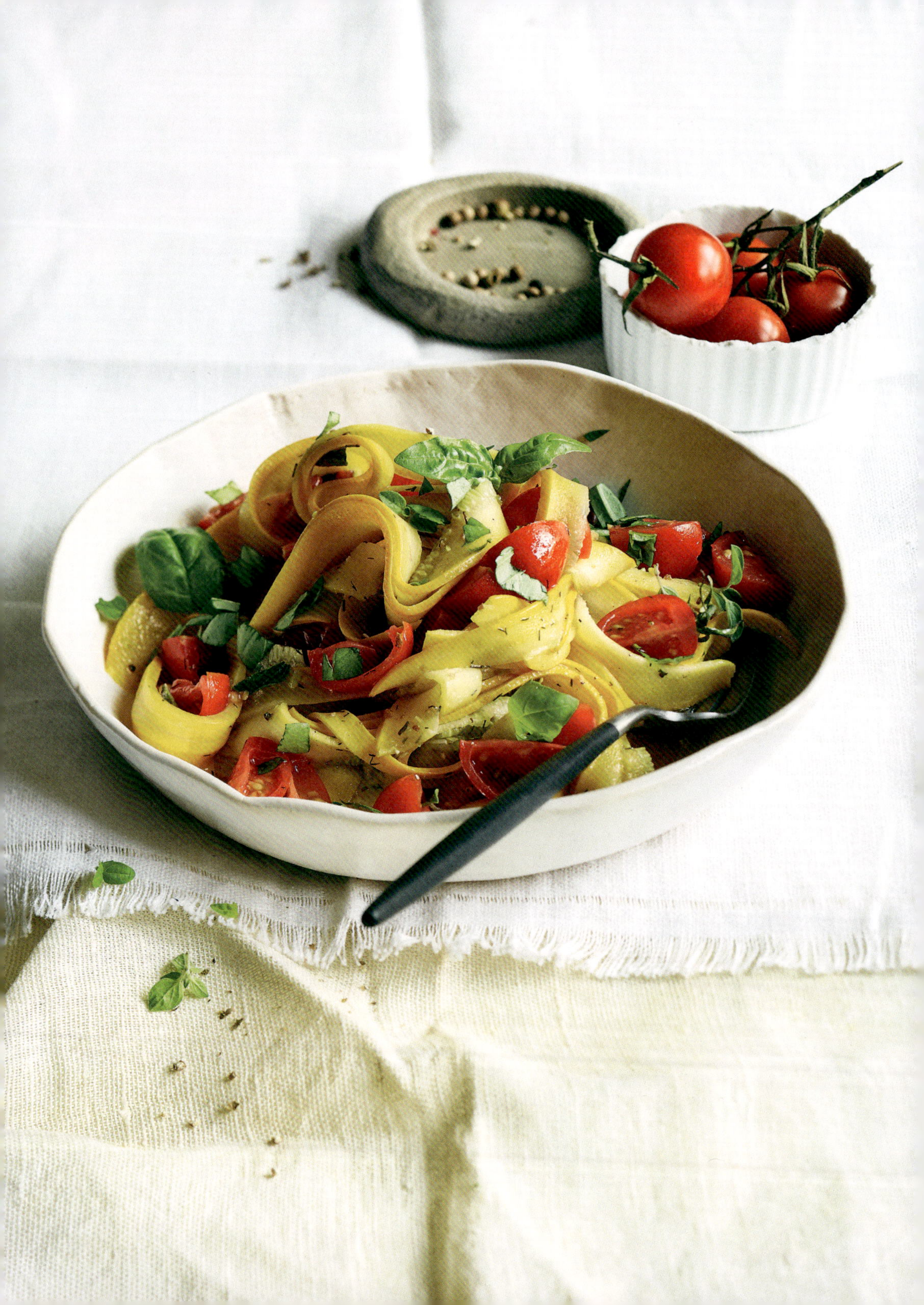

Stangensellerie mit **Tomaten**

Unter 450 kcal pro Person
Für 2 Personen | 30 Min.

1 Staude Stangensellerie
1 Handvoll Kirschtomaten
einige Stängel Basilikum
4 EL Olivenöl zum Braten
etwas frischer oder gerebelter Oregano
etwas schwarzer Pfeffer
1 EL Gomasio
10 schwarze, ungefärbte Oliven

• • •

Den unteren Teil der Selleriestaude abschneiden, die Stangen voneinander trennen und waschen. Die holzigen Teile abschälen und die Stangen in dünne Scheiben schneiden. — Die Kirschtomaten waschen und halbieren. Das Basilikum waschen und die Blätter klein zupfen. — Das Olivenöl in einem Topf erhitzen, die Selleriescheiben und die Gewürze außer dem Basilikum dazugeben. Einige Minuten andünsten und dann am Ende der Garzeit die Tomaten, Oliven und die Basilikumblätter dazugeben.

TIPP Im Winter anstelle der Tomaten einfach eine große Karotte nehmen, fein raspeln und mit den Selleriescheiben dünsten.

< Tagliatelle aus gelber Zucchini

Tagliatelle aus gelber **Zucchini**

Unter 450 kcal pro Person
Für 2 Personen | 20 Min.

200 g reife Kirschtomaten
1 großer gelber Zucchino
3 Stängel Basilikum
5 EL Brat-Olivenöl
1 TL Oregano
Kräutersalz
frisch gemahlener weißer Pfeffer

• • •

Die Tomaten waschen und vierteln. Den Zucchino waschen, den Strunk abschneiden und mit dem Spiralschneider in Tagliatellegröße schneiden. Basilikum waschen und klein schneiden. — Das Olivenöl erhitzen und die Zucchinitagliatelle unter Umrühren darin dünsten und mit den Gewürzen abschmecken. Am Ende die Tomaten und das Basilikum dazumischen und kurz erwärmen.

TIPP Das ist auch in der basenreichen Zeit eine gute Alternative für ein leichtes »Nudelgericht«. Wenn es dann nicht mehr 100 % basisch sein muss, darf auch gerne mal etwas Parmesan darübergestreut werden.

Mangoldröllchen mit pikanter Kürbisfüllung

Unter 450 kcal pro Person
Für 2 Personen | 40 Min.

1 kleiner Hokkaido-Kürbis
1 mittelgroße Kartoffel
4 Mangoldblätter, die keine so dicken Sehnen haben
1 Schale Gartenkresse
1 TL Sesamsalz
1 TL Kurkuma
1 TL Oregano
etwas Muskat,
etwas weißer Pfeffer

• • •

Hokkaido-Kürbis waschen und ungeschält in grobe Stücke schneiden. Kartoffel schälen und in Stücke schneiden. Beides im Gemüsedämpfer ca. 8–10 Minuten garen. Mangoldblätter waschen und im Gemüsedämpfer in wenigen Minuten garen. — Kürbis- und Kartoffelstücke mit etwas Wasser mit dem Stabmixer pürieren, die Gewürze und die Hälfte der Kresse dazugeben und vermischen. — Je nach Größe der Mangoldblätter 2–3 EL Kürbis-Kartoffel-Creme auf ein Mangoldblatt setzen und das Blatt aufrollen. Die Rolle kann mit einem Zahnstocher festgehalten werden. — Die Mangoldröllchen auf 2 Teller verteilen und die restliche Kresse darüberstreuen.

Sommerliches Fenchelgemüse

Unter 450 kcal pro Person
Für 2 Personen | 30 Min.

1 Handvoll Babyspinat
2 kleine Fenchelknollen
1 kleine Zwiebel
10 Kirschtomaten
2 EL Olivenöl
1 EL Sesamsalz
etwas frisch gemahlener schwarzer Pfeffer
etwas Fenchelgrün

• • •

Den Spinat waschen und abtropfen lassen. Die Fenchelknollen waschen, die holzigen Stellen der äußeren Schale entfernen und die Fenchel halbieren. Sollten die Fenchelhälften zu groß sein, dann den Fenchel vierteln. Etwas Fenchelgrün beiseitelegen. Die Fenchelteile im Gemüsedämpfer 8 bis 10 Minuten garen. — Die Zwiebel schälen und fein schneiden. Die Tomaten waschen, halbieren und mit den Zwiebeln und dem Spinat im Olivenöl kurz andünsten. Mit Sesamsalz und Pfeffer würzen. Die Oliven dazugeben, kurz anwärmen und über das gegarte Fenchelgemüse geben. Mit Fenchelgrün garniert servieren.

Löwenzahn-Wurzel-gemüse-**Ragout**

Unter 450 kcal pro Person
Für 2 Personen | 25 Min.

60 g Löwenzahnsalat
½ Avocado
etwas Zitronensaft
Salz
Pfeffer
etwas Olivenöl
20 g Karotte, gerieben
20 g Gelbe Rübe, gerieben
20 g Petersilienwurzel, gerieben
etwas Mandelmilch

• • •

Die Löwenzahnblätter in grobe Streifen schneiden. Die Avocado mit dem Zitronensaft zerdrücken und mit Salz und Pfeffer abschmecken. — Den Löwenzahnsalat mit etwas Olivenöl anbraten. Wenn er langsam glasig wirkt, das geriebene Wurzelgemüse dazugeben und kurz anbraten. — Dann etwas Mandelmilch und die Avocadocreme dazugeben. Es sollte eine homogenes Ragout ergeben. Das Ganze noch einmal mit Salz und Pfeffer abschmecken und alles liebevoll anrichten.

Pak Choi mit **Karotte**

Unter 450 kcal pro Person
Für 2 Personen | 20 Min.

2 kleine Pak Choi
1 Karotte
1 Pastinake
2 EL Sesamöl
1 EL Sesamsalz
1 Prise Kurkuma
etwas Chili in feinen Streifen
etwas schwarzer Pfeffer
½ Tasse Wasser

• • •

Den Strunk der Pak Chois abschneiden und diese waschen. Die Karotte und die Pastinake schälen und in Streifen schneiden. Den Stiel der Pak Chois in Streifen schneiden. Alles mit etwas Sesamöl anbraten. — In der Zwischenzeit die Blätter des Pak Choi in feine Streifen schneiden und beiseitestellen. — Das Gemüse mit Kurkuma, Salz, Pfeffer und Chili würzen. Mit Wasser aufgießen und alles köcheln lassen, bis es noch bissfest ist. — Dann die Pak-Choi-Streifen zum Gemüse dazugeben und kurz durchschwenken.

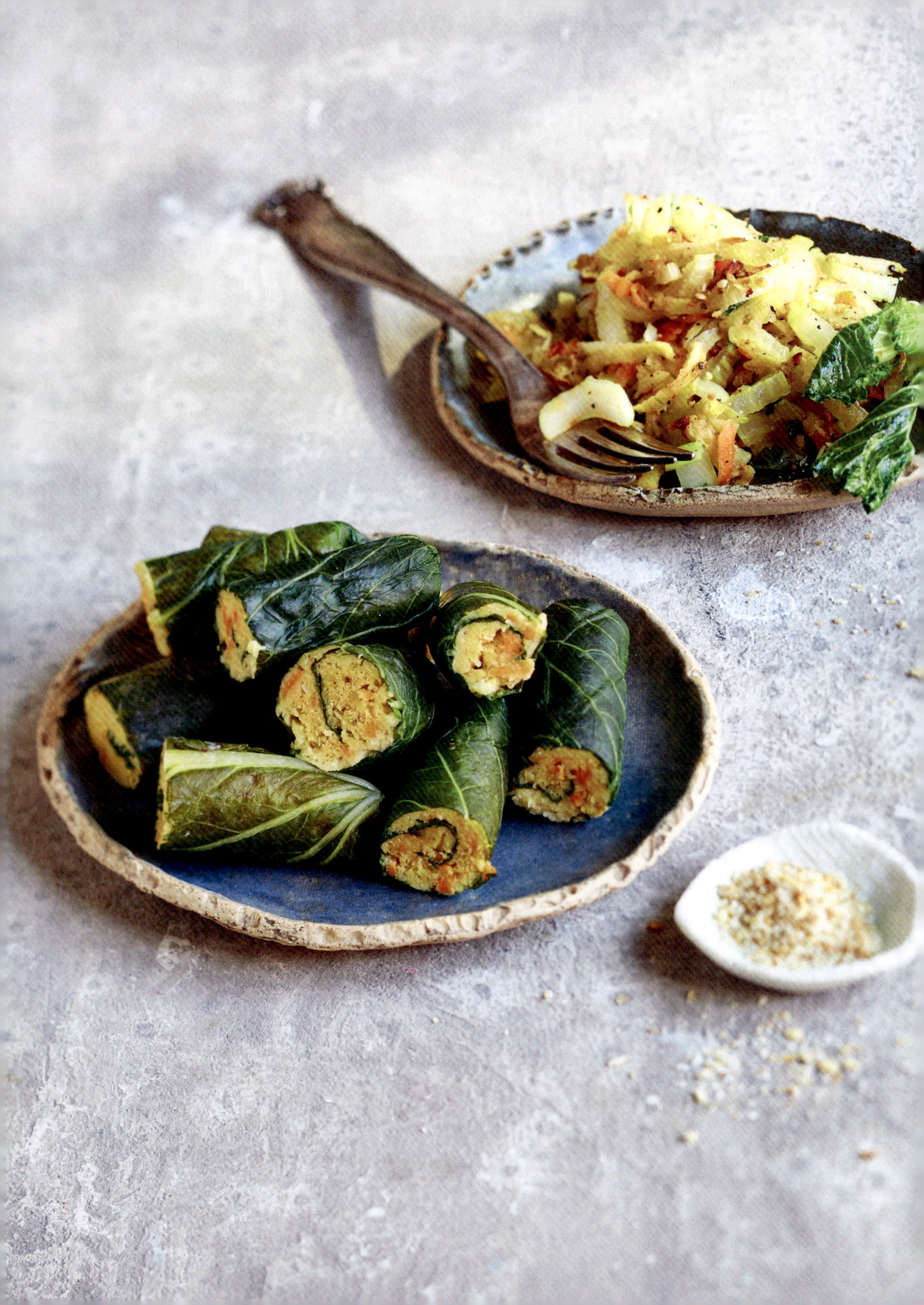

Pak-Choi-Röllchen mit Wurzelgemüse

Unter 450 kcal pro Person | Für 2 Personen | 25 Min.

1 Pak Choi
1 Karotte
1 Pastinake
2 EL Kichererbsenmehl
1 EL Sesammehl
Sesamsalz (Gomasio)
Pfeffer
Olivenöl

• • •

Den Strunk des Pak Choi entfernen. Die einzelnen Stiele und Blätter ordentlich waschen. Den Stiel des Pak Choi bis in das Blatt entfernen, sodass die Blätter nicht groß beschädigt werden. Die größten und schönsten Blätter beiseitelegen. Und die Stiele fein schneiden. — Karotte und Pastinake schälen und fein raspeln. In einer Schüssel das Kichererbsenmehl und das Sesammehl mit 6 EL Wasser anrühren. Jeweils 2 EL geraspelte Karotte und 2 EL geraspelte Pastinake dazugeben und alles mit Salz und Pfeffer abschmecken. Es sollte eine schöne feste Masse werden. — Wasser in einem Topf zum Kochen bringen. Pak-Choi-Blätter kurz in das heiße Wasser legen und nach einer halben Minute wieder herausnehmen und in kaltes Wasser geben, damit die Blätter schön biegsam werden. — Ein Stück Frischhaltefolie auslegen. Darauf das Pak-Choi-Blatt legen und etwas von der Füllung darauf verteilen. Man kann die Füllung verstreichen oder auch als Rolle darauflegen. Die Seiten einklappen und nun das Blatt aufrollen und in die Frischhaltefolie einrollen. Die Enden gut verknoten, damit dort nachher kein Wasser eintreten kann. Mit der Menge an Füllung werden es 4–6 Pak-Choi-Röllchen. — Die gut verpackten Röllchen in das siedende (nicht kochende) Wasser legen und ca. 10 Minuten sieden lassen. In der Zwischenzeit die Pak-Choi-Stiele und die restlichen Karotten- und Pastinakenraspel mit etwas Olivenöl in einer Pfanne anbraten und mit Salz und Pfeffer abschmecken. — Die fertigen Röllchen auspacken, quer in 2 oder 3 Stücke schneiden und mit dem Gemüse anrichten.

Zuckerschoten-Mangold-**Curry**

Unter 450 kcal pro Person

Für 2 Personen | 35 Min.

100 g Zuckerschoten
2 Karotten
1 kleiner Mangold
2 kleine Frühlingszwiebeln
etwas Chilipulver
½ Limette, Saft
½ TL gemahlener Koriander
½ TL weißer Pfeffer
½ TL gemahlene Nelke
½ TL Galgant
½ TL Kreuzkümmel
1 TL Sesamsalz
1 TL Kurkuma
3 EL Sesamöl

• • •

Zuckerschoten waschen und die Enden abschneiden. Karotten gründlich waschen und in Scheiben schneiden. Beide Gemüse in wenigen Minuten im Gemüsedämpfer garen. — Mangold waschen, Strunk abschneiden und die Blätter in dünne Streifen schneiden. Die Frühlingszwiebeln schälen, sehr klein schneiden und mit den Gewürzen und dem Limettensaft in einem Mörser zu einer Paste zerreiben. — 2 EL Sesamöl erhitzen, die Mangoldstreifen mit den Gewürzen unter Umrühren ca. 5 Minuten andünsten. Mit einer halben Tasse Wasser ablöschen. — Die gegarten Zuckerschoten und Karottenscheiben unter die Mangold-Gewürzmischung rühren und servieren.

Zucchini-Süßkartoffel-**Lasagne**

Über 450 kcal pro Person

Für 2 Personen | 30 Min.

6 mittelgroße Süßkartoffeln
12 getrocknete in Öl eingelegte Tomaten (gibt es so zu kaufen)
12 ungefärbte schwarze Oliven
3 Stängel Basilikum
2 mittelgroße Zucchini
3 EL Brat-Olivenöl
1 TL Oregano
Meersalz
frisch gemahlener schwarzer Pfeffer
1 Tasse Gemüsebrühe

• • •

Süßkartoffeln im Dampfgarer garen. Tomaten und Oliven klein schneiden. Basilikumblätter klein hacken. — Zucchini mit einem Gemüseschneider in hauchdünne längliche Scheiben schneiden (ca. 12 Scheiben). — Die gekochten Süßkartoffeln schälen und mit Tomaten, Oliven, Basilikum und den Gewürzen zu Püree verarbeiten. — Olivenöl in einer Pfanne erhitzen, Zucchinischeiben von beiden Seiten anbraten, dann auf 2 Teller verteilt je 3 Scheiben leicht ineinandergreifend nebeneinanderlegen. Das Püree daraufgeben und zum Abschluss wieder je 3 Zucchinischeiben darüberlegen.

TIPP Lässt sich auch wunderbar noch einmal aufwärmen, daher am besten auf Vorrat zubereiten.

Zucchini-Süßkartoffel-Lasagne >

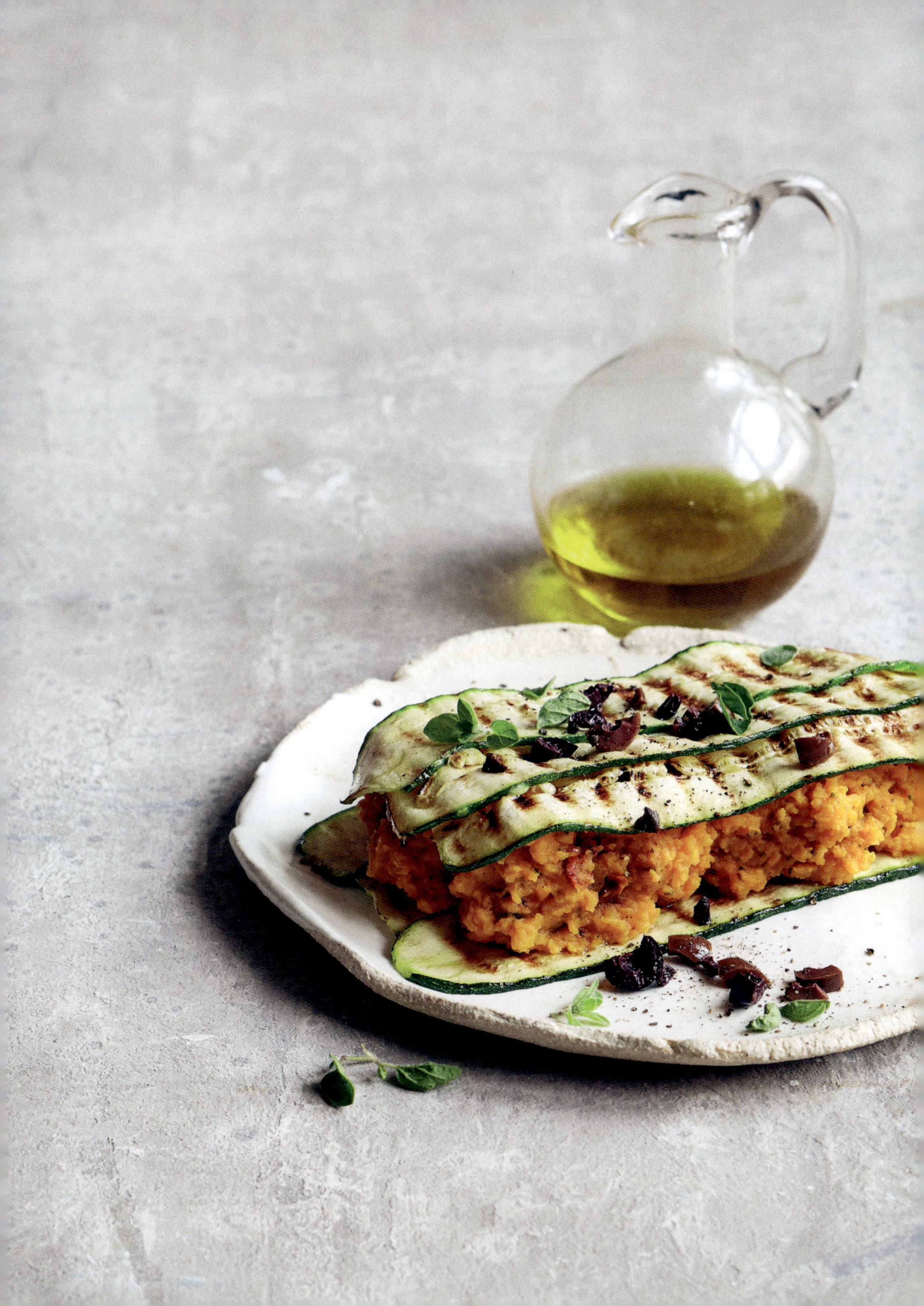

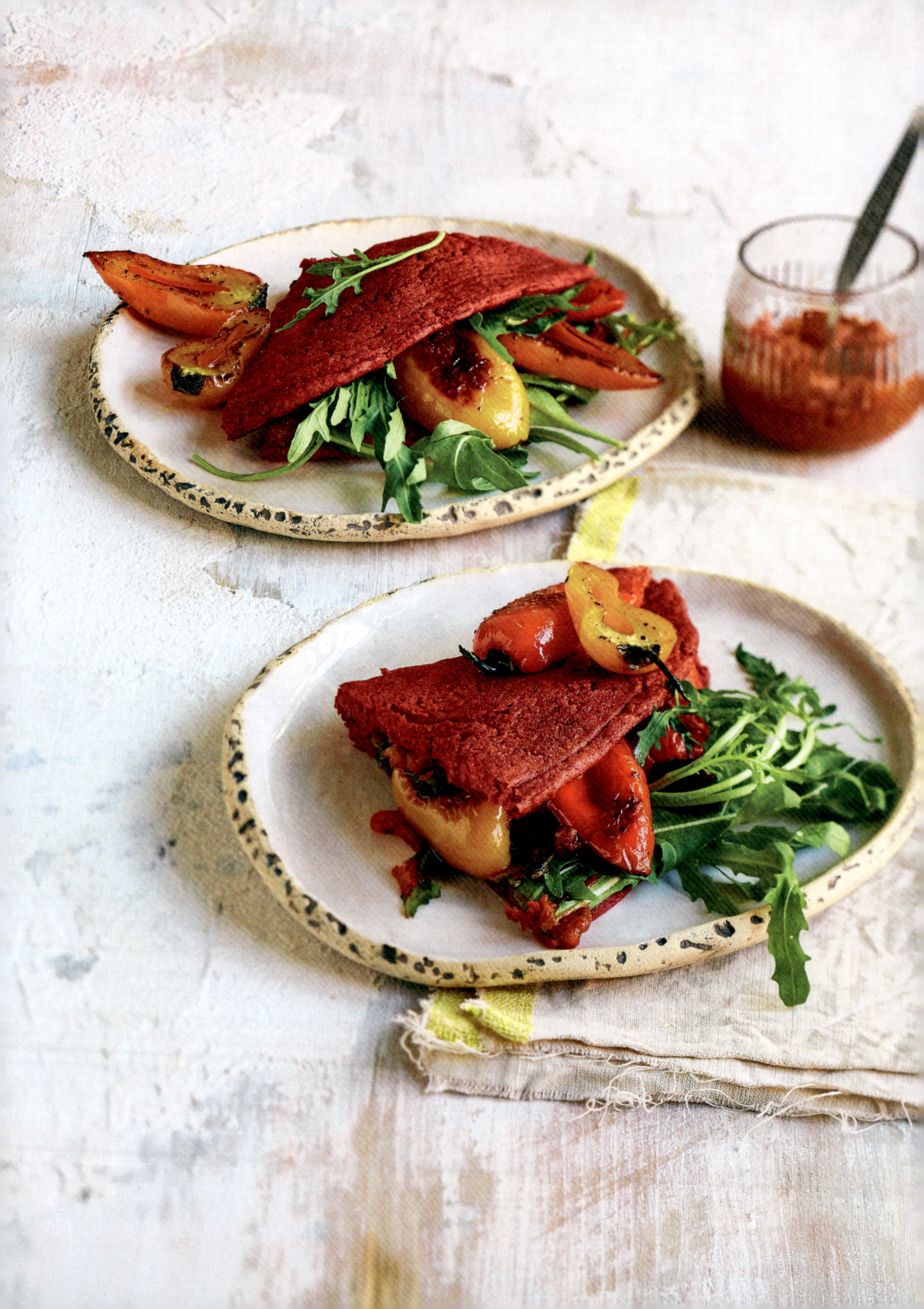

Rote-Bete-Wrap mit Paprika-Mousse

Über 450 kcal pro Person | Für 2 Personen | 45 Min.

Die gekochte Rote Bete mit dem Saft der Zitrone, Salz und Pfeffer und etwas Wasser fein pürieren. — Das Kichererbsenmehl und das Mandelmehl mit dem Rote-Bete-Püree, Salz und Pfeffer und etwas Wasser vermengen. Es sollte ein cremiger Teig sein — Den Teig in einer Pfanne mit etwas Olivenöl so lange auf geringer Stufe braten, bis er fast durchgebraten ist. Danach den Wrap vorsichtig wenden und kurz auf der anderen Seite braten. — In der Zwischenzeit die Paprika halbieren und eventuell vorhandene Kerne entfernen. Den Rucola zupfen, waschen und trocken schleudern. Die Paprika in einer Pfanne auf höchster Stufe in etwas Olivenöl kurz anbraten und mit Salz und Pfeffer abschmecken. — Nun kann man den Wrap auch schon befüllen. Zuerst den Wrap mit der Mousse einstreichen, etwas Rucola darüber verteilen und zum Schluss mit der Hälfte der Paprika belegen. Den Wrap falten und halbieren. Auf 2 Teller verteilen und die restliche Paprika dazugeben.

2 gekochte Rote Bete
1 Zitrone
etwas Kräutersalz
etwas frisch gemahlener weißer Pfeffer
100 g gekeimtes Kichererbsenmehl
20 g Mandelmehl
etwas Olivenöl
4–5 Mini-Paprika
1 Bund Rucola
1 Glas Wacker Mousse gekeimte Bohne & Paprika

• • •

Lust auf basisches Naschen?

Ab und zu muss einfach was Süßes her. Und nicht immer gelingt es, den inneren Schweinehund ruhig zu halten, wenn wir im Bioladen an der leckeren Schokolade vorbeikommen. Klar wissen wir, dass man davon nicht abnimmt, aber wenn schon süß und mächtig, dann wenigstens eine ehrliche Bitterschokolade und nicht eine Schokolade, bei der uns vom Lesen der Zutaten schon schwindelig wird: Zucker, Milchpulver, Lecithine, Emulgatoren, Aromen. Süß ist eben nicht gleich süß. Noch besser sind diese zu 100% basischen Leckereien.

Basenkekse

Über 450 kcal pro Person

Für 2 Personen | 15 Min. + Quellzeit

75 g Erdmandelflocken
25 g Chiasamen
250 ml Wasser
90 g getrocknete Aprikosen
30 g getrocknete Feigen
50 g gemahlene Mandeln
25 g gehackte Mandeln
1 EL Haselnussöl
etwas Zimt

• • •

Die Erdmandelflocken und die Chiasamen im Wasser einweichen und mindestens eine Stunde quellen lassen. — Die Trockenfrüchte sehr klein schneiden und alle Zutaten miteinander verrühren. — Ein Backblech mit Backpapier auslegen und kleine Häufchen formen eventuell mit einem Ring in Form drücken. In der mittleren Schiene mit Umluft bei ca. 160 Grad 15 bis 20 Minuten trocknen lassen. — Auskühlen lassen und naschen … am besten nicht alle auf einmal.

Apfelstrudel mit Vanillesoße

Über 450 kcal pro Person | Für 2 Personen | 15 Min. + Backzeit

100 g Wacker gekeimtes Kichererbsenmehl
50 g Mandelmehl
Zimt
Vanille
75 ml Wasser
15 ml Speiseöl
3 Äpfel
1 Zitrone, ausgepresst
Agavendicksaft nach Geschmack
10 g Rosinen
1 EL Flohsamenschalen
2 EL gehackte Mandeln
Mandelmilch
Kartoffelstärke

• • •

Für den Teig das gekeimte Kichererbsenmehl (gibt es auf www.basenfasten.de/shop), das Mandelmehl, Zimt und Vanille in eine Schüssel geben. Jetzt das Wasser und das Speiseöl dazugeben und zügig verrühren. — Die Äpfel schälen und mit der groben Seite reiben. Mit dem Zitronensaft, Agavendicksaft, Zimt und Vanille abschmecken. Die Rosinen, die Flohsamenschalen und die Mandeln unterheben. — Jetzt ein sauberes Küchentuch nehmen und mit Kichererbsenmehl ordentlich bestreuen. Den Teig so dünn wie möglich auf dem Tuch ausrollen. Und immer mit Kichererbsenmehl bestäuben, wenn es anfängt zu kleben. Die Ränder gerade abschneiden. — Nun die Füllung gleichmäßig auf dem Teig verteilen. Die Ränder mit etwas Öl einreiben und einklappen, damit die Füllung beim Backen nicht herausfällt. Mithilfe des Tuches den Strudel vorsichtig aufrollen und auf ein Backblech setzen. — Gleich mit etwas Öl einreiben, damit der Teig beim Backen nicht so trocken wird. Bei 180 Grad Ober- und Unterhitze ca. 40 Minuten backen. Der Strudel sollte nach dem Backen goldgelb aussehen. — Für die Vanillesoße etwas Mandelmilch mit Vanille abschmecken, eventuell noch mit Agavendicksaft süßen. Und mit Kartoffelmehl abbinden, bis die Soße die richtige Konsistenz hat.

So erhalten Sie Ihre Motivation

Mit unserer Motivation, egal für welche Vorhaben wir sie in Anspruch nehmen, ist es manchmal nicht leicht. An einem Tag scheint sie uns buchstäblich durch alle Schwierigkeiten, alle Wenn und Aber mit Leichtigkeit zu tragen. Und am nächsten Tag kann sie, bildlich gesprochen, nackig über die grüne Wiese laufen, mit einer Piña Colada in der Hand. Dann scheint die Motivation sich gerade Urlaub zu nehmen und unerreichbar für uns zu sein. Und genau diese »Piña-Colada-Tage« sind es, die unseren Weg zum gesetzten Ziel manchmal so steinig werden lassen.

Deswegen ist es wichtig, immer klar vor Augen zu haben, warum Sie ein Ziel erreichen möchten. Nur das Warum haucht einem Ziel das nötige, damit verbundene Gefühl ein. Dieses erwünschte Gefühl, sich z. B. leicht im Alltag zu fühlen oder die Freude zu spüren, wenn die Lieblingsjeans wieder passt, oder das schmerzfreie Gefühl, wenn die Knie durch Gewichtsabnahme entlastet werden, usw. ermöglicht es uns, unserer Motivation den Anreiz zu geben, eben keinen Urlaub zu machen.

Doch was tun, wenn sie Ihnen doch einmal ausbüxt und sich auf der Wiese tummelt, gerade in dem Moment, mitten im Basenfasten, wenn Sie vor einem Stück reizenden und vermeintlich wohlschmeckenden Schokokuchen stehen und dieses flüstert: »Ach komm, egal, das eine Mal geht schon!« Oder wenn der innere Schweinehund Ihre Motivation schier anknurrt und bellt: »Ab aufs Sofa, das hab ich mir verdient, ich will heute nicht mehr raus zum Walken!«

Um diese kritischen Situationen zu überstehen, geben wir Ihnen hier ein paar Tipps dafür, um eine Art »Urlaubs-Sperre« und »Schweinehund-Leine« innerlich zu integrieren. Denn seien Sie sich darüber im Klaren, dass Sie der Boss sind, nicht die beiden. Sie und nur Sie entscheiden tagtäglich über Ihren Erfolg. Erinnern Sie sich dabei immer wieder an die Aussage: »Du bist, was du isst, und du bist, was du denkst!«

Denken Sie täglich an das »Warum«

Die richtige Formulierung des eigenen Abnehmziels mit dem dazugehörigem »Warum« sind die Dreh- und Angelpunkte einer jeden erfolgreichen Basenfasten-Kur. Ohne sie hätten Sie vermutlich keinen Grund, sich überhaupt mit diesem Thema zu befassen. Stellen Sie also sicher, dass Sie ein Ziel formulieren, das Sie wirklich erreichen möchten, und dass beim Überschreiten der Ziellinie ein tiefer innerer Wunsch in Erfüllung geht. Schreiben Sie am besten mehrere Ziel-Zettel und kleben Sie diese an den Badezimmer-Spiegel, in die Geldbörse, an den Kühlschrank, an den Bildschirm Ihres Arbeitscomputers, einfach an Stellen, die Sie täglich häufiger zu Gesicht bekommen.

Was passiert, wenn Sie das Ziel nicht erreichen?

Es gibt zwei Haltungen, aus denen heraus wir Dinge tun beziehungsweise in Angriff nehmen: Die einen bewegen sich lieber auf etwas Erwünschtes zu, sie denken also z.B.: »Wenn ich abnehme, dann gefalle ich mir besser und steigere somit mein Selbstwertgefühl!« Sie wollen hin zum guten Selbstwertgefühl. Die anderen bewegen sich lieber von etwas Unerwünschten weg, sie denken also z.B.: »Wenn ich abnehme, dann wird die Gefahr, dass ich Erkrankungen aufgrund meines Gewichts bekomme, deutlich geringer!« Also weg von drohender Krankheit.

Wenn Sie also eher der Typ sind, der sich dazu motivieren kann, sich von negativen Dingen wegzubewegen, dann stellen Sie sich vor, was passieren würde, wenn Sie Ihr Abnehmziel langfristig nicht erreichten. Tun Sie das aber nur kurz, damit Sie sich Ihre allgemeine Stimmung nicht vermiesen. Ein kurzer Ausblick reicht vollkommen aus, um die Motivation aufzubauen, um den Weg »weg von etwas« einzuschlagen.

Schreiben Sie täglich ein Erfolgs-Tagebuch

Um die »Piña-Colada-Tage« unserer Motivation so selten wie möglich erleben zu müssen, ist es sinnvoll, sich täglich den eigenen Erfolg vor Augen zu halten. Am besten funktioniert dies mittels eines Erfolgs-Tagebuchs. Schreiben Sie jeden Abend vor dem Zubettgehen in kurzen Stichpunkten auf, was Sie alles erreicht haben, um Ihrem Ziel der Gewichtsabnahme näherzukommen. Beispiele hierfür wären: »Ich habe heute eine Walking-Strecke von fünf Kilometern zurückgelegt!«, oder: »Ich habe es heute geschafft, keine Zwischenmahlzeiten zu essen!«, oder: »Ich habe heute ein köstliches, basisches Mittagessen gekocht!« Um diese Erfolge noch mehr für Körper und Geist wirksamer zu machen, hat es sich erwiesen, dass das Schreiben mit Papier und Stift deutlich mehr Verknüpfungen im Gehirn schafft als das Tippen auf dem Computer oder dem Smart-Phone. Also legen Sie sich am besten ein schönes Notizbuch zu, das die Wertigkeit und die Kostbarkeit Ihrer Erfolge noch mehr unterstreicht.

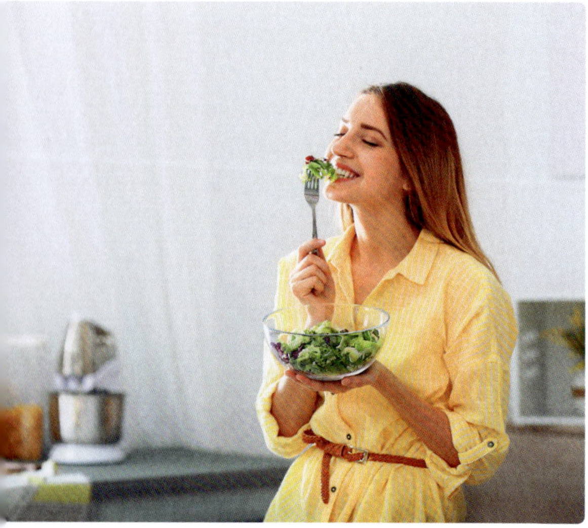

Das Ziel visualisieren

Unser Gehirn denkt in Bildern. Um also Ihre Motivation oben zu halten, ist es wichtig, das Gehirn und somit die Motivation mit Bildern zu füttern. Und was würde sie noch mehr locken, als das Bild im Kopf, wie Sie Ihre Ziellinie erreichen und die positiven Ergebnisse genießen? Nehmen Sie sich dafür morgens und abends jeweils ein paar Minuten Zeit, um in Ruhe das Bild, wie es sein wird, wenn Sie abgenommen haben, vorzustellen. Schauen Sie von außen auf sich und nehmen Sie alles wahr, was in diesem Bild passiert, jedes Gefühl, jede Situation, alle Farben, als wären Sie Beobachter Ihres eigenen Erfolgsfilms.

Motivierende Körperhaltung

Die eigene Körperhaltung verändern, um die Motivation zurückzuholen, klingt im ersten Moment merkwürdig, ist es aber nicht. In Wirklichkeit haben Sie das schon zigmal in Ihrem Leben getan, vermutlich ohne es bewusst wahrgenommen zu haben. Stellen Sie sich eine demotivierte und deprimierte Person vor. Die Körperhaltung wird stets ähnlich sein: Der Blick ist gesenkt, die Schultern hängen nach vorne und die Atmung ist flach.

Und nun im Gegenzug dazu stellen Sie sich eine Person vor, die erfolgreich ist, top motiviert und mit klarem Blick ihrem Zielen entgegengeht. Die Körperhaltung ist komplett anders: Die Person steht aufrecht, der Rücken ist gerade, der Blick geht nach vorn, die Schultern sind entspannt und die Atmung ist tief und ruhig. Sollten Sie also einen motivationsfreien Tag haben, dann schauen Sie sich Ihre Körperhaltung an und verändern Sie diese. Eine kleine Übung kann Ihnen die Wirkung der Haltungsänderung sehr schnell deutlich machen: Stellen Sie sich vor, Sie hätten einen Siegerkranz auf dem Kopf und schritten mit hoch erhobenem Blick und mit stolz geschwellter Brust durch das Zimmer … wer könnte da noch demotiviert sein?!

Motivierende Sprache und Gedanken

Es gibt Wörter, die schon beim Daran-Denken ein schlechtes und demotivierendes Gefühl auslösen. Beispiele hierfür sind Stress, Problem, schwer. Schon allein beim Lesen werden Sie bemerkt haben, dass sie Unbehagen auslösen. Zusätzlich wirken sie wie direkte Befehle ans Gehirn, die entsprechenden Verhaltensweisen genau darauf zu richten.

Achten Sie darauf, wie Sie selbst mit sich sprechen, streichen Sie diese Negativwörter am besten komplett auch aus Ihrem Denken. Überlegen Sie, was Ihre bevorzugten Negativwörter sind, und erstellen Sie davon eine Liste. Schreiben Sie zu jedem Wort passendende und motivierende Positivwörter. Beispiele: Stress → Chance zur Verbesserung; Problem → Herausforderung; schwer → leicht anstrengend. Jedes Mal, wenn Sie sich dabei erwischen, wie Sie Ihre Motivation mittels Negativwörtern in den Urlaub schicken, formulieren Sie Ihren gedachten Satz um. Das tun Sie am besten schriftlich oder sagen Sie es sich laut vor.

Den inneren Schweinehund anzählen

Stellen Sie sich folgendes vor: Es ist so weit, der Tag ist fast geschafft. Basisch gegessen: Check! Nebenprogramm wie z.B. Darmreinigung oder Basenbad erledigt: Check! Jetzt wartet nur noch das Erfolgs-Tagebuch auf den täglichen Eintrag: »Ich habe heute 30 Minuten Yoga gemacht, fühle mich beweglicher und entspannt!« Und genau hier wittert er seine Chance – der innere Schweinehund. Er möchte Ihnen die Yoga-Einheit madig machen und Sie aufs Sofa ziehen, damit er alle viere von sich strecken kann. Wenn das passiert, dann zählen Sie ihn einfach an, besser gesagt, zählen Sie sich selbst an. Sagen Sie laut und entschlossen »3, 2, 1, Go!« zu sich und legen Sie mit Ihrem Yoga-Programm los. Unser Gehirn reagiert auf Countdowns und der Körper bereitet sich automatisch darauf vor, dass gleich eine Aktivität folgen wird. So tricksen Sie das Hündchen aus und starten ganz leicht noch Ihre Bewegungseinheit.

Erschaffen Sie sich ein »basisches Alter Ego«

Sollte das Anzählen des Schweinehundes nicht wirken, so können Sie mit größeren Geschützen aufwarten – und zwar mit einem Alter Ego. Erschaffen Sie sich in Ihrem Geist ein zweites Ich. Gestalten Sie diese zweite Identität, als hätte sie keinen Schweinehund, als wäre sie dauerhaft motiviert, willensstark und allzeit bereit, alles für den Erfolg zu tun. Wenn Sie nun dieses Alter Ego erschaffen haben, können Sie sich in den Momenten, in denen der Schweinehund vermeintlich die Oberhand zu gewinnen vermag, fragen, was nun dieses »zweite Ich« tun würde. Stellen Sie sich genau vor, wie Sie reagieren würden, wenn Sie diese willensstarke und unbesiegbare Person wären. Und dann – handeln Sie!

» Ich erhalte meine Motivation zum Abnehmen, indem ich mir meine Ziele mit dem dazugehörigen Warum immer wieder bewusst mache. Bei Durchhängern wende ich Strategien und Übungen an, die mir dabei helfen, weiter an meinem Vorhaben festzuhalten und weiterzumachen.«

Ihre schlanke Zukunft

Wenn Sie das 4-Wochen-Programm absolviert haben, werden Sie sehr viele Veränderungen an sich bemerken. Die Reduktion des Gewichts auf gesunde und vitalstoffreiche Art und Weise ist das, was bei Ihnen vermutlich im Fokus stand. Doch wahrscheinlich werden sich noch weitere positive Effekte zeigen. Machen Sie nach dem 4-Wochen-Programm eine Bestandsaufnahme, um zu sehen, wie es Ihnen geht und was Sie alles erreicht habe. Damit steigern Sie Ihre Motivation, eine gesunde und vitalstoffreiche Ernährung weiter beizubehalten.

Beantworten Sie sich folgende Fragen und machen Sie sich am besten Notizen dazu.

- Wie viel Gewicht haben Sie verloren?
- Wie hat sich Ihr Körperbau verändert?
- Wie fühlen Sie sich in Ihrem Körper?
- Wie geht es Ihnen allgemein?
- Wie geht es Ihrer Haut, Ihren Haaren, Ihren Nägeln?
- Wie geht es Ihrer Verdauung?
- Wie geht es Ihnen bezogen auf körperliche Beschwerden (chronische Entzündungen, Schmerzzuständen etc.)?
- Wie geht es Ihrem Immunsystem?
- Wie schlafen Sie?
- Wie fit fühlen Sie sich?
- Wie geht es Ihnen mit Essgelüsten?
- Wie steht es um Ihre Motivation?
- Wie haben Sie die letzten 4 Wochen erlebt?

Nun haben Sie den aktuellen Stand. Jetzt stellt sich die Frage, wie es weitergehen soll. Entweder, Sie haben Ihr Ziel bezüglich der Gewichtsabnahme erreicht und es geht nun darum, diesen Erfolg zu halten, oder Sie möchten noch weiter auf basische Art Kilos purzeln lassen. In beiden Fällen ist es wichtig, dass Sie sich die folgenden Fragen beantworten:

- Wie wollen Sie weitermachen, Gewicht erhalten oder weiter abnehmen?
- Wie sieht es mit den Essgelüsten und Figur-Killern (Seite 43) von vor der Kur aus?

Sind noch welche übrig geblieben, die Sie wirklich in Zukunft brauchen?

— Wie soll Ihr zukünftiges Ernährungs-, Bewegungs- und Entspannungsverhalten im Alltag aussehen (Seite 140)?

» Ich stelle mir nach dem 4-Wochen-Programm die Frage, wie es weitergehen soll und wie mein zukünftiges Ernährungs-, Bewegungs- und Entspannungsverhalten im Alltag aussehen soll. So habe ich einen Fahrplan für die Zukunft.«

Gewicht halten oder weiter abnehmen?

Für beide Varianten empfehlen wir, dass Sie Ihren Alltag so basisch wie möglich gestalten. Dafür ist die 80:20-Regel (80% Basenbildner und 20% Säurebildner auf dem Teller) ideal geeignet, um weiter auf dem vitalstoffreichen und schlanken Kurs zu bleiben. Für eine weitere Gewichtsabnahme ist es sinnvoll, so weiterzumachen wie in der letzten Woche des 4-Wochen-Programms. Achten Sie vor allem darauf, dass Sie bevorzugt weiterhin Rezepte nutzen, die unter 450 kcal liegen. Wenn Sie Ihr Gewicht halten möchten, dann bleiben Sie ebenfalls bei der 80:20-Regel, allerdings können Sie es nun etwas lockerer angehen. Nun darf es gerne ab und an ein bisschen mehr Obst sein, auch mal ein Tag mit Pasta oder Steak ist vollkommen in Ordnung. Achten Sie dennoch grundsätzlich darauf, dass Ihr Alltag stets auf dem basischen Kurs bleibt. Ernähren Sie sich in Zukunft am besten nach der Säure-Basen-Pyramide (Seite 138).

Aber nicht nur, was Sie essen, sondern wie Sie essen, wie viel es ist und wie oft, Sie essen, entscheidet über einen lang anhaltenden Erfolg. Je mehr Sie von den Basics und den Regeln der letzten 4 Wochen in Ihren Alltag integrieren, umso sicherer fahren Sie weiter auf dem schlanken und gesunden Kurs. Sehen Sie diese also nicht nur als »Programmpunkte fürs Abnehmen« an, sondern vielmehr als Ihren neuen persönlichen Lebensstil in puncto Ernährung, Bewegung und Entspannung. Ausgenommen sind lediglich die beiden Basics – 100% basische Ernährung nach Wacker und die Darmreinigung. Diese beiden beziehen sich rein auf das Basenfasten, denn eine rein basische Ernährung sollte nur kurativ eingesetzt werden.

Für den gesunden und schlanken Alltag ist die 80:20-Regel das Beste, um so vollwertig, bunt und abwechslungsreich zu essen wie möglich. Dabei stellt die Spitze der Säure-Basen-Pyramide (Seite 138) eher die schlechten Säuretreiber dar und diese sollten nur mit Bedacht und bewusstem Genuss in kleinen Mengen auf den Teller kommen.

Die Darmreinigung gewährleistet während des Basenfastens ein optimales Ergebnis, sollte aber außerhalb einer Kur nur zu medizinischen Zwecken eingesetzt werden (z. B. Fiebersenkung, starke Verstopfung).

Fragen Sie sich also: »Welche Gewohnheiten möchte ich beibehalten nach der Kur? Zum Beispiel täglich das basische Frühstück, die 3 Mahlzeiten am Tag und nicht mehr essen als meine Wohlfühlmenge.

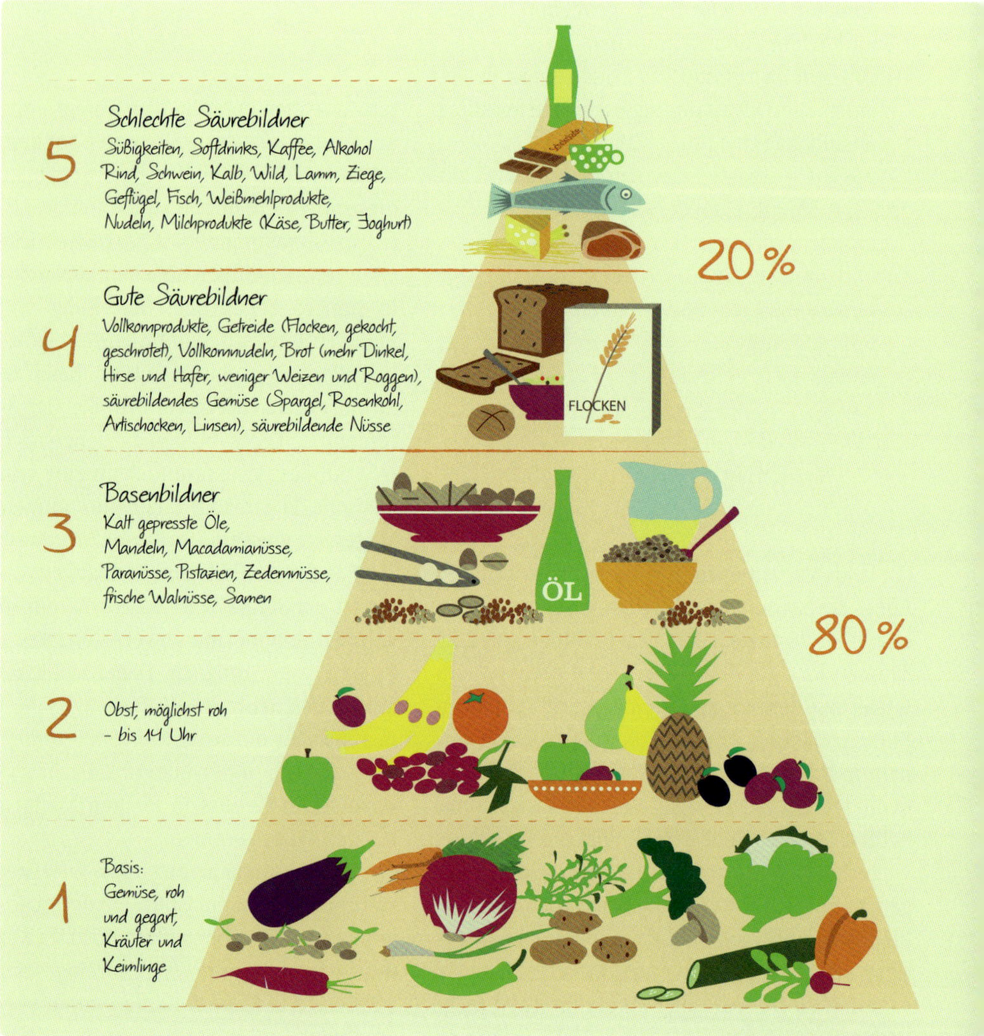

^ **Eine Ernährung nach der Säure-Basen-Pyramide hilft, den Erfolg des Basenfastens zu erhalten.**

Essgelüste und Figur-Killer

Wie schon bei den Basenfasten-Typen (Seite 52) erwähnt, sind wir alle Individuen und haben unterschiedliche Vorlieben und Abneigungen. So sollte z. B. der Power-Typ seine basenreiche Zukunft mit unterschiedlichen Gewürzen und Kräutern weiter in der Küche unterstützen. Denn er mag es deftig und kann so die Lust auf Säurebildner wie Fleisch oder Soßen dämpfen. Der Gefühls-Typ sollte darauf achten, dass er seine Speisen stets ansprechend anrichtet und sich angewöhnen, in einer gemütlichen und ruhigen Atmosphäre zu essen. Das senkt die Bedürfnisse nach Seelenstreichlern wie Schokolade und anderen Süßigkeiten.

Welche gesundheitsbewussten Rituale Sie einbauen und welche Figur-Killer Sie dafür über Bord werfen, können und wollen wir Ihnen nicht vorschreiben. Sie sind der Kapitän Ihres eigenen Erfolgsschiffs. Auch nach dem 4-Wochen-Programm ist es sinnvoll, sein Ziel und sein Warum zu reflektieren. Wenn Sie ein Ziel erreicht haben, setzen Sie am besten sofort ein neues. Achten Sie auch stets auf Ihre Motivation, damit diese nicht zu häufig in den Urlaub geht.

» Ich werfe meine Figur-Killer über Bord und ersetze sie durch gesundheitsfördernde Rituale wie Bewegung, Entspannung oder z. B. durch basische Snacks.«

Weitere Tipps für eine schlanke Zukunft

- Planen Sie Ihre nächste Basenfasten-Woche. Ein- bis zweimal im Jahr eine Basenfasten-Kur hält Sie auf Kurs und unterbricht womöglich eingeschlichene, wieder zurückgekehrte alte Rituale.
- Essen Sie am Tag einmal komplett basisch, das erhält einen guten Säure-Basen-Haushalt im Körper.
- Legen Sie einmal in der Woche einen Basentag ein, dadurch haben alte Rituale wenig Chancen zurückzukehren.
- Entschärfen Sie Säurebildner immer mit Basenbildnern (z. B. beim Essengehen im Restaurant anstelle Nudeln als Steakbeilage feines Grillgemüse bestellen).
- Erstellen Sie einen langfristig angelegtes Bewegungs- und Entspannungsprogramm, beides ist wichtig, um in Form zu bleiben.
- Nehmen Sie sich für unterwegs immer genügend Wasser und basische Snacks wie Mandeln oder etwas Trockenobst mit, so entgehen Sie der Gefahr, bei kleinen Energietiefs zu Süßigkeiten oder andere Knabbereien zu greifen.
- Gestalten Sie Ihren Kühlschrank und Ihre Speisekammer basisch, also auch hier am besten 80 % Basenbildner und 20 % Säurebildner vorrätig haben.

» Ich plane meine nächste Basenfasten-Kur schon jetzt, um weiter in Form zu bleiben. Einmal wöchentlich lege ich einen basischen Tag ein, um Figur-Killer-Rituale zu unterbrechen und um meinem Körper dauerhaft von Säuren zu entlasten.«

Bleiben Sie auf Ihrem individuellen und für Sie passenden basischen Kurs und erhalten Sie sich somit Ihren Erfolg. Sie haben viel geschafft und deswegen gehören Ihnen die letzten Worte in diesem Buch, denn Sie schreiben Ihre eigene, schlanke und erfolgreiche Geschichte.

Meine schlanke, basische Zukunft

Wie soll mein zukünftiges Ernährungs-, Bewegungs- und Entspannungsverhalten im Alltag konkret aussehen?

Basische Ernährung im Alltag:

....
....
....
....
....

Meine nächste Basenfasten-Kur plane ich am:

....

Ich mache einmal in der Woche einen Basenfastentag
Und zwar immer am:

....

Ich entspanne mich täglich mit:

....
....
....

Mein Bewegungsprogramm für die Woche:

Montag: ....
Dienstag: ....
Mittwoch: ....
Donnerstag: ....
Freitag: ....
Samstag: ....
Sonntag: ....

Sonstige neue Verhaltensweisen aus dem 4-Wochen-Programm,
die ich fortführen möchte:

....
....
....

Stichwortverzeichnis

Rezept- und Zutatenregister

L

M

Saisonkalender **Gemüse**

	FRÜHJAHR (März–Mai)			SOMMER (Juni–August)			HERBST (September–November)			WINTER (Dezember–Februar)		
	M	A	M	J	J	A	S	O	N	D	J	F
Auberginen	•	•	•	J	J	A	S	•	•	•	•	•
Austernpilze	M	A	M	J	J	A	S	O	N	D	J	F
Avocados	•	•	•	•	•	•	•	•	•	•	•	•
Blumenkohl/Romanesco	•	•	M	J	J	A	S	O	•	•	•	•
Brokkoli	•	•	M	J	J	A	S	O	N	•	•	•
Champignons	M	A	M	J	J	A	S	O	N	D	J	F
Chicorée	M	○	○	○	○	○	○	O	N	D	J	F
Chinakohl	M	A	M	J	J	A	S	O	N	D	J	F
Eichbergsalat/Eisbergsalat			M	J	J	A	S	O	N			
Endiviensalat	•	•	M	J	J	A	S	•	•	•	•	•
Erbsen	•	•	•	J	J	A	•	•	•	•	•	•
Feldsalat	○ •	○ •	•	•	•	•	○ •	O	N	D	J	F
Fenchel	•	•	•	J	J	A	S	O	•	•	•	•
Friseesalat					J	A	S	O	N	D		
Frühlingszwiebeln			M	J	J	A	S	O				
Grüne Bohnen			M	J	J	A	S	O				
Grünkohl								○	N	D	J	F
Gurken		○	○	J	J	A	S	O				
Kartoffeln	○	○	○	J	J	A	S	O	○	○	○	○
Knollensellerie	○	○			J	A	S	O	N	○	○	○
Kohlrabi	•	•	M	J	J	A	S	O	N	•	•	•
Kopfsalat/Lollo rosso	•	○ •	M	J	J	A	S	O	•	•	•	•
Kresse	M	A	M	J	J	A	S					
Kürbis						○	S	O	N	○	○	○
Lauch	M	A							N	D	J	F
Löwenzahn	M	A	M									
Mangold	•	•	M	J	J	A	S	O	N	D	•	•
Meerrettich							S	O	N			

■ Heimisches Gemüse (Saison in Deutschland)

○ Eingelagertes Gemüse (nicht frisch geerntet)

● Importiertes Gemüse (nicht heimisch)

	FRÜHJAHR (März–Mai)			SOMMER (Juni–August)			HERBST (September–November)			WINTER (Dezember–Februar)		
	M	A	M	J	J	A	S	O	N	D	J	F
Möhren	○	○	○	J	J	A	S	O	○	○	○	○
Pak-Choi	●	●	●	●	●	●	●	●	●	●	●	●
Paprika					J	A	S	O				
Pastinaken	M						S	O	N	D	J	F
Petersilienwurzel							S	O				
Pfifferlinge				J	J	A	S	O	N			
Radicchio	●	●	●	○ ●	J	A	S	O	○ ●	●	●	●
Radieschen	●	A	M	J	J	A	S	O	●	●	●	●
Rettich	●	●	M	J	J	A	S	O	N	●	●	●
Rote Bete	M	A	M	J	J	A	S	O	N	D	J	F
Rotkohl	○	○	○	J	J	A	S	O	N	D	J	F
Rucola	●	A	M	J	J	A	S	O	N	●	●	●
Sauerampfer			M	J	J	A						
Schwarzwurzel								O	N	D	○	○
Shiitake	●	●	●	●	●	●	●	●	●	●	●	●
Spinat	●	A	M	J	J	A	S	O	N	○	●	●
Spitzkohl	●	●	M	J	J	A	S	O	N	●	●	●
Stangensellerie	●	●	●	J	J	A	S	O	N	●	●	●
Steckrüben								O	N	○	○	○
Steinpilze				J	J	A	S	O				
Süßkartoffeln	●	●	●	●	●	●	●	●	●	●	●	●
Teltower Rübchen								O	N	D		
Tomaten				○	J	A	S	O				
Topinambur	M							O	N	D	J	F
Weißkohl/Wirsing	M	A	M	J	J	A	S	O	N	D	J	F
Zucchini				J	J	A	S	O				
Zwiebeln	○	○	○	○	J	A	S	O	○	○	○	○

Saisonkalender **Obst**

	FRÜHJAHR (März–Mai)			SOMMER (Juni–August)			HERBST (September–November)			WINTER (Dezember–Februar)		
	M	A	M	J	J	A	S	O	N	D	J	F
Ananas	•	•	•	•	•	•	•	•	•	•	•	•
Äpfel	○ •	○ •	○ •	•	•	**A**	**S**	**O**	**N**	○ •	○ •	○ •
Apfelbananen	•	•	•	•	•	•	•	•	•	•	•	•
Apfelsinen	•	•	•	•	•	•	•	•	•	•	•	•
Aprikosen			•	•	**J**	**A**	•	•	•	•	•	•
Bananen	•	•	•	•	•	•	•	•	•	•	•	•
Birnen	•	•	•	•	•	**A**	**S**	**O**	**N**	○ •	○ •	•
Brombeeren			•	•	**J**	**A**	**S**	•	•	•	•	
Clementinen	•	•	•	•	•	•	•	•	•	•	•	•
Cranberrys								•	•	•	•	
Datteln						•	•	•				
Erdbeeren			**M**	**J**	**J**	○						
Granatäpfel							•	•	•	•		
Grapefruits	•	•	•	•	•	•	•	•	•	•	•	•
Guaven	•	•	•	•	•	•	•	•	•	•	•	•
Heidelbeeren	•	•	•	•	**J**	**A**	•	•	•	•	•	•
Himbeeren	•	•	•	**J**	**J**	**A**	**S**	•	•	•	•	•
Holunderbeeren				•	•	•	**S**	**O**	•			
Honigmelonen	•	•	•	•	•	•	•	•	•	•	•	•
Johannisbeeren				**J**	**J**	**A**	•	•	•	•		
Kapstachelbeeren	•	•	•	•	•	•	•	•	•	•	•	•
Khaki	•	•	•	•	•			•	•	•	•	•
Kirschen				**J**	**J**	**A**	•	•				
Kiwis	•	•	•	•	•	•	•	•	•	•	•	•
Kumquats	•	•	•	•	•	•	•	•	•	•	•	•
Limetten	•	•	•	•	•	•	•	•	•	•	•	•

■ Heimisches Obst (Saison in Deutschland)

● Eingelagertes Obst (nicht frisch geerntet)

● Importiertes Obst (nicht heimisch)

	FRÜHJAHR (März–Mai)			SOMMER (Juni–August)			HERBST (September–November)			WINTER (Dezember–Februar)		
	M	A	M	J	J	A	S	O	N	D	J	F
Litschis	●	●	●	●	●	●	●	●	●	●	●	●
Mandarinen	●	●	●	●	●	●	●	●	●	●	●	●
Mangos	●	●	●	●	●	●	●	●	●	●	●	●
Maracujas	●	●	●	●	●	●	●	●	●	●	●	●
Maronen	●						●	●	●	●	●	●
Maulbeeren					●	●						
Mirabellen					●	A	●	●				
Nektarinen	●	●	●	●	J	A	S	●	●	●	●	●
Orangen	●	●	●	●	●	●	●	●	●	●	●	●
Pampelmusen	●	●	●	●	●	●	●	●	●	●	●	●
Papayas	●	●	●	●	●	●	●	●	●	●	●	●
Pfirsiche	●	●	●	●	J	A	S	●	●	●	●	●
Pflaumen	●	●	●	●	J	A	S	O	●	●	●	●
Preiselbeeren	●	●	●		J	A	S	●	●	●	●	
Quitten	●	●	●					O	N	●	●	●
Rhabarber		A	M	J								
Satsumas	●	●	●	●	●	●	●	●	●	●	●	●
Sanddornbeeren							S	O	N			
Sharonfrucht	●	●	●	●	●	●	●	●	●	●	●	●
Stachelbeeren	●	●	●	J	J	●	●	●	●	●	●	●
Sternfrüchte	●	●	●	●	●	●	●	●	●	●	●	●
Walnüsse	●	●	●	●	●	●	●	O	N	●	●	●
Wassermelonen	●	●	●	●	●	●	●	●	●	●	●	●
Weintrauben	●	●	●	●	●	A	S	O			●	●
Zitronen	●	●	●	●	●	●	●	●	●	●	●	●
Zwetschgen	●	●	●	●	J	A	S	O	●	●	●	●

Bibliografische Information der Deutschen Nationalbibliothek
Die Deutsche Nationalbibliothek verzeichnet diese Publikation in der Deutschen Nationalbibliografie; detaillierte bibliografische Daten sind im Internet über http://dnb.d-nb.de abrufbar.

Programmplanung: Uta Spieldiener
Projektmanagement: Annalena Müller
Redaktion: Anne Bleick, Stuttgart
Bildredaktion: Christoph Frick, Caroline Merdina

Umschlaggestaltung und Layout:
CYCLUS Visuelle Kommunikation, Stuttgart

Bildnachweis:
Umschlagfoto und Bild S. 4: Montage:
Foto: Meike Bergmann, Berlin
Illustration: Grafikbüro Schaaf, Germersheim
Fotos im Innenteil:
Autorenfoto Martina Huber: Christoph Ackermann
Alle Rezeptfotos: Meike Bergmann, Berlin
Alle weiteren Fotos: ©New Africa – stock.adobe.com
Die abgebildeten Personen haben in keiner Weise etwas mit der Krankheit zu tun.

1. Auflage 2020

Printed in Germany

Satz und Repro: Fotosatz Buck, Kumhausen
Gesetzt in Adobe InDesign CS6
Druck: AZ Druck und Datentechnik GmbH, Kempten (Allgäu)

Gedruckt auf chlorfrei gebleichtem Papier

ISBN 978-3-432-10867-4 3 4 5 6

Auch erhältlich als E-Book:
eISBN (ePub) 978-3-432-10868-1

Wichtiger Hinweis: Wie jede Wissenschaft ist die Medizin ständigen Entwicklungen unterworfen. Forschung und klinische Erfahrung erweitern unsere Erkenntnisse. Ganz besonders gilt das für die Behandlung und die medikamentöse Therapie. Bei allen in diesem Werk erwähnten Dosierungen oder Applikationen, bei Rezepten und Übungsanleitungen, bei Empfehlungen und Tipps dürfen Sie darauf vertrauen: Autoren, Herausgeber und Verlag haben große Sorgfalt darauf verwandt, dass diese Angaben dem Wissensstand bei Fertigstellung des Werkes entsprechen. Rezepte werden gekocht und ausprobiert. Übungen und Übungsreihen haben sich in der Praxis erfolgreich bewährt.

Eine Garantie kann jedoch nicht übernommen werden. Eine Haftung des Autors, des Verlags oder seiner Beauftragten für Personen-, Sach- oder Vermögensschäden ist ausgeschlossen.

Geschützte Warennamen (Warenzeichen®) werden nicht immer besonders kenntlich gemacht. Aus dem Fehlen eines solchen Hinweises kann also nicht geschlossen werden, dass es sich um einen freien Warennamen handelt.

Wo datenschutzrechtlich erforderlich, wurden die Namen und weitere Daten von Personen redaktionell verändert (Tarnnamen). Dies ist grundsätzlich der Fall bei Patienten, ihren Angehörigen und Freunden, z. T. auch bei weiteren Personen, die z. B. in die Behandlung von Patienten eingebunden sind.

Foto: Meike Bergmann

Die Basenfasten-Klassiker

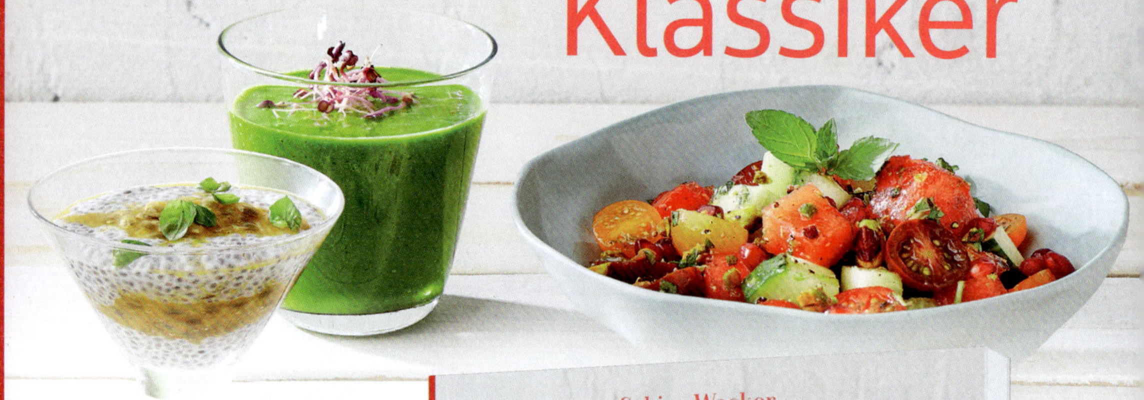

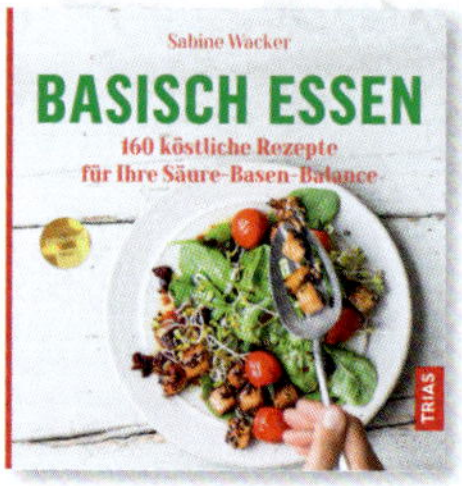

Sabine Wacker
Basisch essen
ISBN 978-3-432-10502-4

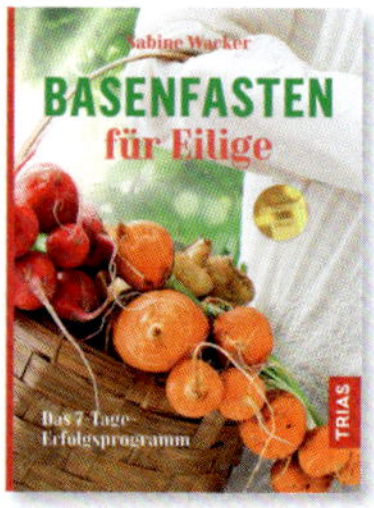

Sabine Wacker
Basenfasten für Eilige
ISBN 978-3-432-10350-4

Alle Titel auch als E-Book

Bequem bestellen über
www.trias-verlag.de
versandkostenfrei
innerhalb Deutschlands

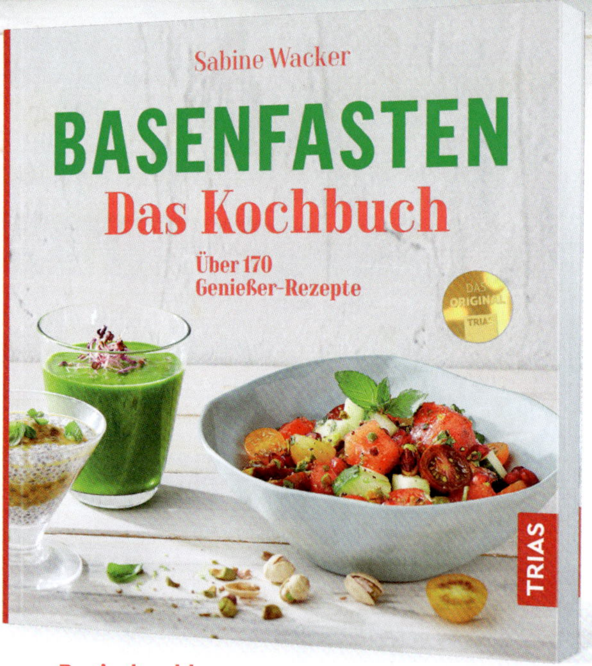

Basisch schlemmen

„Essen so viel ich will, mir etwas Gutes tun und dabei auch noch abnehmen“. Nach diesem Motto bietet das erfolgreiche Basenfasten-Kochbuch über 170 köstliche Rezepte. Mit Gerichten wie Carpaccio von frischen Egerlingen oder einer Mangold-Rolle mit Kartoffel-Kräuter-Creme fällt dies leicht.

Sabine Wacker
Basenfasten – Das Kochbuch
ISBN 978-3-432-10499-7